AF226152

POUGUES

SES EAUX MINÉRALES — SES ENVIRONS

OUVRAGES DU MÊME AUTEUR

—

TRAITÉ DE L'IMPUISSANCE ET DE LA STÉRILITÉ chez l'homme et chez la femme, et de leur traitement, 2 vol. in-8°. 10 r.

DES HOPITAUX au point de vue de leur origine et de leur utilité, de leur hygiène et de leur administration, 1 vol. in-12. 3 fr.

HISTOIRE ET STATISTIQUE DE L'ACADÉMIE NATIONALE DE MÉDECINE, depuis sa fondation jusqu'en septembre 1852, 1 vol. in-8°.................................... 1 fr.

THÉOPHRASTE RENAUDOT. Étude historique sur les mœurs médicales du dix-septième siècle. (Édition de bibliophile tirée à un petit nombre d'exemplaires.) 1 vol. in-12........... 3 fr.

HYDROLOGIE MÉDICALE
- *Les Eaux minérales de la France* (Guide du médecin praticien et du malade), 1 vol. in-12 .... 4 fr.
- *L'Hydrothérapie, les bains de mer et les eaux minérales de l'étranger.* (En préparation).
- *Pougues, ses eaux minérales et ses environs,* 1 vol. in-12.... 3 fr.

ANNUAIRE MÉDICAL ET PHARMACEUTIQUE DE LA FRANCE, publié régulièrement toutes les années depuis 1849. Chaque année séparément... 4 fr.

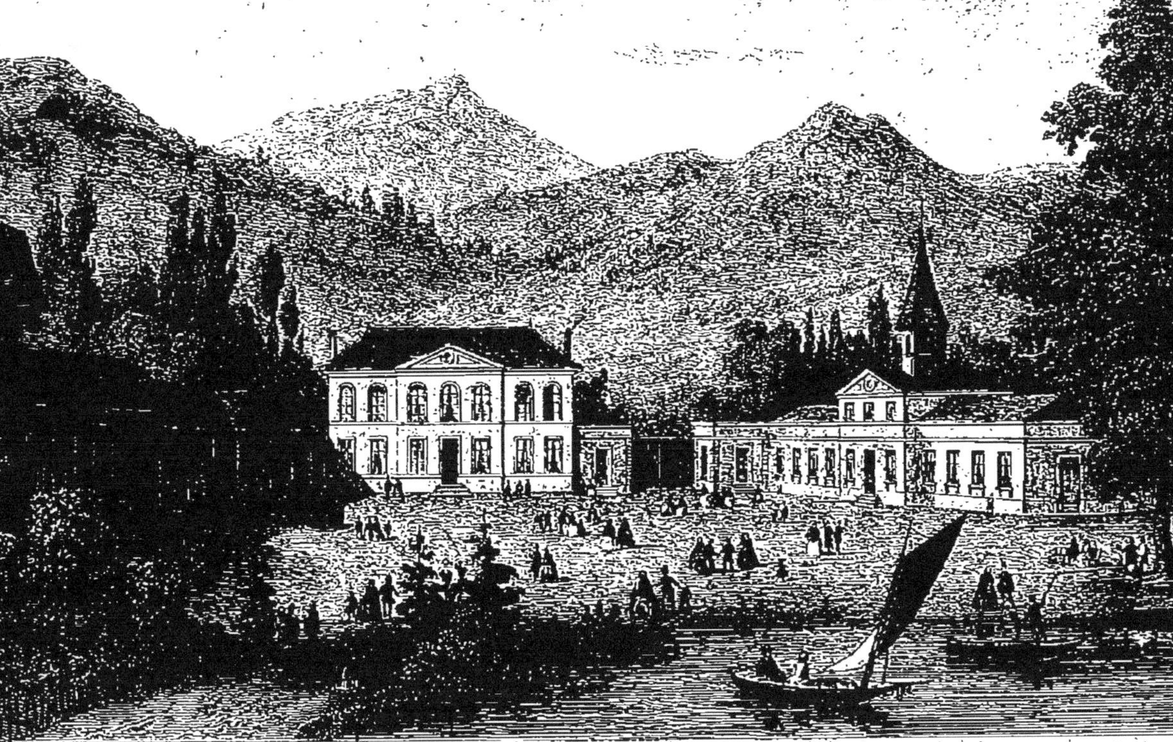

N. Rémond imp. r. Vieille Estrapade, 15, Paris.

Dessiné et Gravé par E. Worms

POUGUES (NIÈVRE)

HYDROLOGIE MÉDICALE

POUGUES

SES EAUX MINÉRALES — SES ENVIRONS

PAR

LE DOCTEUR FÉLIX ROUBAUD

Rédacteur en chef de *la France médicale*, et médecin-inspecteur des eaux
minérales de Pougues.

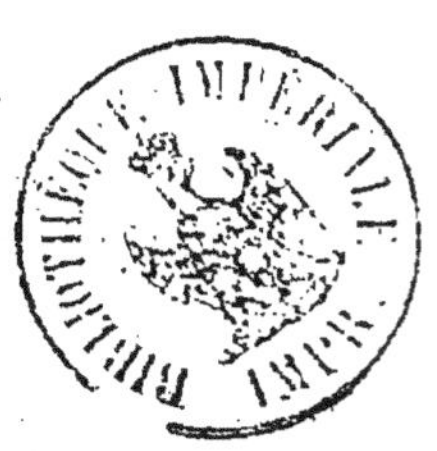

PARIS

LIBRAIRIE NOUVELLE

BOULEVARD DES ITALIENS, 15

A. BOURDILLIAT ET Cie ÉDITEURS

La reproduction et la traduction sont réservées

1860

POUGUES

SES EAUX MINÉRALES — SES ENVIRONS

PREMIÈRE PARTIE

—

POUGUES

—

CHAPITRE PREMIER

Historique et climatologie.

Le département de la Nièvre, formé d'une parcelle du Gatinais et d'à peu près toute l'ancienne province du Nivernais, est borné au nord par les départements du Loiret et de l'Yonne ; au sud par le département de l'Allier ; à l'est par ceux de la Côte-d'Or et de Saône-et-Loire, et à l'ouest par celui du Cher.

Il forme donc un des départements du centre de la France.

Sa superficie, qui est de 686,619 hectares, est partagée en quatre arrondissements dont les chefs-lieux sont : Nevers, Château-Chinon, Clamecy et Cosne.

Son sol, très-riche et très-productif, possède des pâturages qui le disputent à ceux de la Normandie, et de nombreuses mines de fer qui alimentent les usines de Guerrigny, de Fourchambault et d'Imphi, dont nous parlerons plus loin.

A part quelques antiquités gauloises que l'on rencontre aux environs de Château-Chinon, ses principaux monuments datent de l'époque de la Renaissance; nous aurons soin de mentionner ceux qui se trouvent aux environs de Pougues au fur et à mesure que nous explorerons, dans la seconde partie de cet ouvrage, les lieux qui les renferment.

Les célébrités qui ont pris naissance dans le département qui nous occupe, sont : Savary, marquis de de Brives, ambassadeur en Orient sous Henri III et Henri IV; le père Ephraïm, missionnaire dans l'Inde; Jean Bouvet, inventeur du flottage à bûches perdues ; le poëte Adam Billaud, menuisier de Nevers, surnommé *le Virgile au rabot;* le peintre Roger de Pilas ; Vauban, que revendique aussi le département de l'Yonne; et parmi les contemporains, Hyde de Neuville ; Claude Fauchet, complice de Charlotte Corday ; le célèbre dessinateur Charles de Lespinasse ; Bourgoing, ancien ambassadeur ; Marchangy, dont le nom rappelle tous les procès politiques sous la Restauration et dont nous retrouverons le souvenir dans notre promenade à Germigny; enfin la famille Dupin, dont les trois frères sont

assez connus sans qu'il soit nécessaire de nous y arrêter davantage.

Pougues, dont nous allons maintenant nous occuper
d'une manière exclusive, est un chef-lieu de canton de
l'arrondissement de Nevers et possède les eaux minérales dont nous entreprenons d'écrire l'histoire.

Bien qu'aucun document écrit ne fasse mention de
cette bourgade sous la domination romaine, tout porte à
croire que les vainqueurs des Gaules, si grands appré-
ciateurs de l'hydrologie hygiénique et médicale, connu-
rent et utilisèrent les vertus thérapeutiques des eaux de
Pougues; des découvertes archéologiques, telles que des
restes de briques à rebords, des fragments de colonnes, des
débris de marbres étrangers et des traces de constructions trouvées dans le voisinage, donnent à cette assertion une probabilité qui touche de bien près à la certitude.

Mais sous le rapport de l'utilité pratique, le seul
point de vue auquel nous nous efforcerons de rester
constamment fidèle, il importe peu de savoir à quelles
nymphes ou déesses les fontaines de Pougues furent
anciennement consacrées; et même, sans fatiguer l'a-
ride science des étymologies, nous n'essayerons pas de
prouver que le nom de la station minérale dont nous
nous occupons, est dérivé de la langue grecque ou
latine, plutôt que de la langue franque ou gauloise [1].

---

[1] Selon les étymologistes, le nom de Pougues serait à moitié
celtique et à moitié latin : il viendrait de *montis*, sous-entendu, et
de *podii aquæ*, d'où l'on aurait fait *podaquæ*, *poguæ* et *pogæ*, qui
est le nom du lieu dans les titres latins du moyen âge.

Toutes ces digressions, pour lesquelles, d'ailleurs, nous avouons une complète incapacité, nous prendraient une place dont nous tenons à être ménager, et qui sera mieux remplie par l'histoire médicale des eaux de Pougues, que par des dissertations linguistiques dont il serait difficile d'établir l'utilité en cette place.

Ce fut dans le seizième siècle que les eaux de Pougues, depuis longtemps fréquentées par les habitants des contrées voisines, prirent définitivement faveur et étendirent au loin la renommée de leurs vertus, grâce à la consécration que leur donnèrent les rois de France et les plus hauts personnages de la cour.

Henri III ouvre la série de ces puissants protecteurs.

Un jour, souffrant de coliques néphrétiques, il mande son médecin et lui dit : « Ah ! mon bon Miron, je suis envoussé ! » Et comme un sourire d'incrédulité errait sur les lèvres de l'Esculape : — « Ne ris pas, reprit le malade ; messire Gehan Bodin, dans son docte livre, assure que cela s'est vu. » — « Sire, répondit alors sérieusement Miron, les sorciers qui rendent Votre Majesté malade ne sont pas de ceux qui se servent de grimoires ; je suis aussi grand sorcier qu'eux ; j'ai une eau merveilleuse qui jaillit des sources de Pougues, buvez-en et vous guérirez. »

Le conseil fut suivi : Henri III vint à Pougues et s'en trouva si bien qu'un second voyage fut résolu.

Cette fois, Catherine de Médicis, qui souffrait aussi de douleurs néphrétiques, accompagna son fils et exprima sa reconnaissances des avantages qu'elle retira des eaux de Pougues, dans l'inscription suivante qu'elle

fît graver sur la margelle du puits, et que l'histoire nous
a conservée :

> Hic fons cujus opem reges
> Et fama salutem laudavere,
>   Bibas promet
>   Utram que tibi.

Elle fit plus. A l'intention des malades qui venaient
des pays lointains et dans le but de leur procurer un
asile, la nourriture et des soins, elle fit construire un
couvent dont elle commit la garde à des capucins, et
dont aujourd'hui il ne reste malheureusement plus de
traces.

Ces pèlerinages et ces appuis de la royauté n'é-
taient que la conséquence, on doit le comprendre, de
la faveur publique qui s'était attachée aux sources de
Pougues; les vertus médicales de ces eaux étaient connues et appréciées des médecins de cette époque qui
s'estimaient heureux d'y pouvoir envoyer leurs plus
illustres malades.

Henri IV suivit l'exemple de son prédécesseur et
royal cousin. En 1603, il vint à Pougues pour y combattre des coliques néphrétiques. « Afin que vous sa-
chiez où me trouver, écrit-il au landgrave de Hesse, à
la date du 5 juillet 1603, je vous dirai que j'ai été as-
sailli d'une espèce de colique néphrétique, et que j'a-
chèverai demain de prendre les eaux de Pougues,
desquelles, je vous assure, je me trouve merveilleusement bien. »

Débarrassé des coliques néphrétiques, Henri IV est, l'année suivante, atteint de la goutte; vite il recourt aux eaux dont il se *trouve merveilleusement bien*, et, dès le 20 juillet, il écrit au duc d'Épernon : « Je prends les eaux et je vais de mieux en mieux. » Et, à la fin de la saison (25 juillet), il mande au connétable : « Mon compère, j'ai achevé de prendre les eaux de Pougues, de quoy je me trouve merveilleusement bien. »

Les douleurs amendées, il faut raffermir la guérison; l'année suivante, en 1605, Henri IV revient à Pougues, par mesure de précaution, comme nous l'avons dit, et il en informe M. de Rosny : « Je n'ai pas laissé de prendre mes eaux, dit-il, que je reconnais m'être fort utiles et salubres. »

Louis XIII vint aussi chercher à Pougues la santé qui le fuyait; mais Richelieu ne put l'y suivre, et cette absence dut singulièrement contrarier le traitement.

Louis XIV, aussi heureux que son grand-père, se trouva si satisfait de l'usage des eaux de Pougues, qu'il rendit un édit pour que leur transport fût fidèlement accompli.

Gaston d'Orléans, frère de Louis XIII, promena à Pougues son esprit inquiet et sa lâcheté; Mme de Longueville, accompagnée du cardinal de Retz, vint s'y reposer des tracas de la Fronde; Marie de Gonzague s'y prépara à ses deux hyménées royales; Mme de Montespan y chercha le secret d'éterniser le pouvoir de ses charmes; les filles de Louis XV y étalèrent les ennuis d'une cour dissolue; le duc de la Vallière y rêva à ses livres; et le prince de Conti oublia, sous la belle allée de tilleuls qu'il y planta, la meurtrière victoire de Coni.

Comme si ce n'était pas assez de ces patronages illustres, l'administration des eaux de Pougues fut confiée à un poëte, à maître Adam Billaud, dont les chants ont perpétué le souvenir et de ces visites royales et princières, et des merveilleuses propriétés des sources. Ses premiers vers, les seuls que nous rappellerons ici, célèbrent sa bienvenue : .

> Chers favoris de la mémoire,
> Adorés faiseurs de vers,
> Qui faites passer votre gloire
> Jusqu'au delà de l'univers ;
> Doctes et ravissants génies
> Qui par vos douces harmonies
> Enseignez la langue des dieux,
> Et qui montrez dans vos volumes
> Que vous faites boire à vos plumes
> Ce qu'on peu boire dans les cieux ;
> Quittez un peu cette hypocrène
> Où vous goûtez tant de douceurs
> Pour adorer cette fontaine
> Qui vaut bien celles des Neufs Sœurs.

J.-J. Rousseau, dont on montre encore à Pougues la maison qu'il habita, y eut un boutade de misanthropie, — c'était dans ses habitudes et son tempérament, — et mit en vers sa colère, ce qui ne lui arrivait pas toujours. Aussi, en faveur de la rareté du fait, nous permettra-t-on de reproduire l'expression d'un mécontentement inspiré par la fermeture de la grille qui entoure la fontaine, un jour que le philosophe s'était attardé à trop étudier la nature :

> Dieu dans sa bienfaisance envers l'espèce humaine,
> De ce mont escarpé fit sourdre une fontaine
> Qui de l'homme souffrant vient adoucir les maux
> Et lui rend quelquefois le calme et le repos.
> Mais de barreaux de fer on entoure son onde
> Qui ne doit bouillonner que pour un certain monde ;
> Le riche pourra seul, à force de ducats,
> De cette lourde grille ouvrir les cadenas,
> Puisqu'une main avare en interdit l'entrée
> Aux pauvres habitants même de la contrée.
> Que dira l'étranger qui, visitant ces lieux,
> Croyait y rencontrer des visages heureux?
> Il dira, chose étrange et qu'on ne pourra croire,
> Qu'on vend au poids de l'or l'eau qu'ici l'on veut boire.

O poëtes ! ô misanthropes ! ne tiendrez-vous donc jamais compte des réalités et des nécessités de la vie?

Le patronage des rois, des princes, des philosophes et des poëtes eût été peut-être impuissant à fonder, d'une manière durable, la réputation médicale des eaux de Pougues, si les médecins eux-mêmes n'avaient travaillé à l'établir par des relations authentiques et détaillées de guérisons.

Dès le xve siècle, Raymond, doyen de la faculté de médecine d'Orléans, mariant la poésie à la science, consacra tout un poëme latin à célébrer et à décrire les propriétés merveilleuses des eaux de Pougues.

Pidoux, qui fut le médecin de trois rois, et qui , à l'exemple de Miron , croyait fort peu aux sorciers d'Henri III, publia, en 1584, deux mémoires sur les vertus de ces mêmes eaux et sur l'emploi des douches, jusqu'alors inconnues. Ces mémoires ont pour titre : *Des Fontaines de Pougues;* — *Vertu et usage des Fontaines de Pougues et l'administration de la douche.*

Quelques années plus tard, en 1592, un médecin de Nevers, Antoine de Fouilloux, sous la direction même de Pidoux, qui devait le revoir et le compléter, donna un opuscule sur les sources de Pougues, avec un plan gravé sur bois ∗ *Discours sur l'origine des fontaines ; ensemble, quelques observations de la guérison de plusieurs maladies grandes et difficiles, par l'usage des fontaines de Pougues.* Nevers, 1592. Petit in-8°.

En 1606, le Dr Jean Blanc , qui, dans son *Histoire générale des Eaux de France* , avait débuté par cette déclaration formelle : « COMME LES SOURCES DE POUGUES SONT LES PREMIÈRES POTABLES MÉDICAMENTEUSES, J'AI JUGÉ A PROPOS D'EN PARLER TOUT D'ABORD. » Le Dr Jean Blanc, disons-nous, fait le plus pompeux éloge des eaux de Pougues et le corrobore par de nombreuses observations.

Une année avant l'apparition de l'ouvrage de Jean Blanc, le Dr Raymond de Massac avait écrit, par ordre de Catherine de Lorraine, duchesse de Nevers, un ouvrage que son fils, Charles de Massac, traduisit en vers et publia à Paris.

Moins réservé que son père, le traducteur abuse évidemment des allégories mythologiques, et nous ne recueillerons, de toutes ces fables d'un autre âge, que la poétique origine que l'auteur attribue aux *fontaines de Pougues :*

Il se rencontre un champ d'un antique pourpris
Qui, près des flots de Loire, a ses limites pris ;
Et fut Pougues nommé de la nymphe Pégée,
Nymphe du fait de Loire a deux fois accouchée.
Sa fille Saint-Marcel fut son enfant premier,
La belle Saint-Léger, son second et dernier,
Saint-Marcel en beautez encor plus estimée,
Du nom de son ayeul était ainsi nommée,
Car sa mère Pégée eut Mars pour géniteur.....

Heureusement, à côté de cette poésie plus que douteuse, les faits et les conseils abondent, et, même aujourd'hui encore, on ne lit pas sans quelque profit l'œuvre de Raymond de Massac.

Sans nous arrêter un instant à l'ouvrage latin de A. Brisson : *De aquarum Pugiacarum originibus, virtuti et usu,* paru en 1628, nous arrivons au livre si original et si important d'Augustin Courrade, sur les maladies des femmes, qui trouvent leur guérison dans l'usage des eaux de Pougues. L'*Hydre féminine combattue par la Nymphe pougoise* est une sorte d'allégorie médicale où les maladies de la femme sont rangées sous sept chefs, dont ces eaux font justice. « Sous cette forme mythologique, dit l'auteur d'une brochure sur les sources de Pougues, Courrade a écrit une œuvre très-sérieuse, renfermant les preuves d'un grand nombre de guérisons des affections utérines multiples, qui font le tourment de tant de femmes. »

Plus d'un siècle après la publication de l'*Hydre fémi-nine*, la science, renonçant enfin aux allégories mythologiques et aux fables inspirées par le goût du merveilleux, cherche, dans la composition même de l'eau, le secret et l'explication des guérisons chantées par les poëtes et vantées par les médecins.

Costel, en 1768, fit, pour la première fois, l'analyse des eaux de Pougues et en publia les résultats dans un opuscule de Beaulieu, contenant des *Observations sur l'usage des eaux de Pougues.*

D'autres chimistes, tels que Duclos, Geoffroy et Hassenfratz, se sont également occupés de la composition minérale des eaux de Pougues, et ne sont pas arrivés, il faut bien le dire, à des résultats identiques.

Le xviiie siècle vit encore quelques ouvrages sur les eaux de Pougues, entre autres, celui de Delarue, qui donna naissance à une correspondance intéressante, qu'interrompit seule la mort même de cet illustre médecin.

Comme on le voit par cet exposé rapide que tout nous forçait à abréger, les titres de Pougues à la considération médicale remontent à une époque déjà éloignée, et cette consécration des âges passés est tout à la fois un honneur et une garantie pour la station minérale dont nous écrivons aujourd'hui l'histoire.

Le climat, d'ailleurs, a dû contribuer, comme il y contribue aujourd'hui, aux salutaires effets des eaux de Pougues : la température, en effet, y est régulière; le thermomètre n'y subit jamais de variations brusques et ne remonte ni ne descend à des degrés extrèmes. Les vignobles qui couvrent les coteaux de la montagne et la luxuriante végétation des campagnes voisines sont les preuves irréfragables de cette douceur et de cette régularité de la température. L'air y est tellement pur et salubre, qu'à aucune époque ce petit coin de terre n'a été dévasté par une épidémie; cette immunité, selon quelques opinions, tiendrait à la présence dans l'air d'un excès d'acide carbonique que laisse incessamment dégager l'eau minérale, non-seulement à son point d'immergence, mais encore dans tout son parcours. Quoi qu'il en soit de l'explication, le fait d'une excessive salubrité est incontestable et doit seul être consigné ici.

Le pays, très-accidenté, peuplé de souvenirs historiques, et, de tous les départements de la France, un des mieux patronnés par l'industrie moderne, offre des buts de promenades tout à la fois variés, agréables et instructifs. On en trouvera l'indication dans la seconde partie de cet ouvrage.

CHAPITRE II

Le bourg. — Les sources d'eau minérale et l'établissement hydrologique.

Sur la route de Paris à Lyon par le Bourbonnais, entre Nevers et la Charité-sur-Loire, à une distance de 12 kilomètres à peu près de chacune de ces deux villes, au milieu d'une vallée ravissante, se trouve la commune de Pougues que la route traverse du nord au midi et dont la population, au chiffre à peine de 1,321 âmes, est plus agricole qu'industrielle, malgré le voisinage des importantes usines de Guerrigny, Fourchambault et Imphi, dont nous aurons à parler plus loin.

Il est inutile de chercher dans ce bourg des monuments historiques, des souvenirs du passé ; les constructions y sont toutes modernes, et le besoin de loger chaque année des visiteurs nombreux et riches a fait donner aux habitations un cachet de coquetterie et de confort que l'on ne trouve pas d'ordinaire dans les loca·lités des campagnes. Le château actuel, dont le propriétaire est M. Lutton, n'offre qu'une façade élégante et un beau parc dont les allées de tilleuls longent la route de Fourchambault. L'église, petite, misérable et nue, ne présente aucun intérêt à l'archéologue, bien qu'elle date du onzième siècle. Seulement, devant la porte principale, et surmontée d'une croix de bois, se dresse, en forme de plan incliné, une pierre tumulaire sur laquelle les trépassés sont exposés à la vénération publique avant et après les prières de l'église. Ce pieux hommage rendu à la mémoire des morts est comme un souvenir affaibli et défiguré des peuples de l'Égypte.

Bâti sur la dernière pente de la montagne qui domine la vallée, le village offre son plus grand développement du côté de l'ouest, et ses maisons coquettes et blanches bordent la route Impériale jusqu'à une avenue de tilleuls qui conduit à l'établissement des eaux minérales.

C'est principalement dans cette partie du bourg que se trouvent les habitations particulières destinées aux buveurs ; celles-ci sont assez nombreuses et peuvent offrir des logements variés, depuis la simple chambre jusqu'à l'appartement le plus complet.

D'autres habitations, disséminées dans le village, s'ouvrent également aux étrangers, pendant la saison des eaux; le château de Pougues n'est pas moins hospitalier, et peut offrir un abri confortable et spacieux aux familles riches ou nombreuses.

Bientôt des constructions nouvelles et élégantes viendront rivaliser avec celles qui existent déjà, car des capitalistes parisiens, haut placés par leur position et leur fortune, ont marqué la reconnaissance qu'ils doivent aux eaux de Pougues, par l'acquisition de terrains sur lesquels ils se proposent de construire des villas et des chalets, semblables à ceux qui peuplent les environs de Paris.

Trois hôtels longent la route qui, sur ce point, est en même temps la principale rue du village, et ne sont ouverts, deux du moins, que depuis le mois de mai jusques au mois d'octobre.

L'*hôtel du cheval blanc*, où s'arrêtent les voitures de Nevers, de la Charité, de Cosne et de Fourchambault, est moins que les deux autres spécialement destiné aux buveurs. Cependant ceux-ci peuvent y trouver place et s'y nourrir tout à la fois.

L'*hôtel des bains*, tenu par Derrigny, est l'ancienne demeure du prince de Conti. Les proportions du bâtiment et la distribution intérieure du logis indiquent cette destination ; un immense jardin, aux allées sablées, aux tonnelles ombreuses et aux parterres fleuris, est mis à la disposition des buveurs, qui peuvent ainsi, sans sortir de chez eux, distraire et promener leur oisiveté.

L'*hôtel des eaux*, qui est la propriété de la compagnie, est affermé à M. Marion qui l'exploite. Placé sur le point de jonction de la route impériale et de l'allée de tilleuls qui conduit à l'établissement, il a une façade sur l'une et sur l'autre. Un jardin, avec des tonnelles de lilas et des corbeilles de fleurs, réunit les buveurs après chaque repas, et se transforme ainsi en salon de conversation.

La poste aux lettres, qui occupe avec raison une large place dans les préoccupations des étrangers, est sur leur passage, vis-à-vis l'allée des tilleuls; le bureau, actuellement dirigé par une dame dont l'affabilité est un des moindres mérites, est ouvert pendant les heures auxquelles les buveurs se rendent à l'établissement ou en reviennent. Le courrier de la ligne de Paris et de celle du midi arrive deux fois par jour à Pougues. Les lettres sont distribuées le matin et le soir à 7 heures; les départs ont lieu le matin à 8 heures 1/2, et le soir à 7 heures. Le courrier de Paris ne passe pas par Nevers; il va directement rejoindre le chemin de fer de Bourges à la station de la Guerche.

Bientôt, en 1861, tout le fait espérer, le chemin de fer de Paris à Lyon par le Bourbonnais fera de Pougues une de ses stations de première classe, et mettra ainsi ce précieux établissement hydro-minéral en relation directe avec toute la France, nous pourrions même dire dire avec toute l'Europe.

Mais reprenons notre marche, et dirigeons nos pas vers l'établissement des eaux.

A l'extrémité nord de la bourgade, sur le côté droit de la route qui mène à la Charité, un poteau porte écrit en lettres d'or : *Eaux minérales de Pougues.*

Une magnifique allée de tilleuls, plantée par le

prince de Conti, conduit de ce point de la route à l'établissement des eaux minérales.

Une grille de fer massive, s'appuyant d'un côté sur la loge du concierge, et de l'autre sur le bâtiment affecté au service administratif, s'ouvre en face d'un parc dont les arbres touffus cachent l'étendue et les sinuosités.

Dès l'entrée, un vaste espace sablé se présente et montre dans leur ensemble toutes les dépendances de l'établissement.

A droite et distantes l'une de l'autre de quelques pas seulement, se trouvent les deux sources d'eau minérale, connues sous les noms de Saint-Léger et de Saint-Marcel.

La première sert exclusivement à la boisson.

La seconde a été jusqu'à présent affectée d'une manière exclusive à l'usage des bains.

La source Saint-Léger, à laquelle l'administration des eaux de Pougues doit élever une fontaine monumentale, est captée dans un puits d'une profondeur de 5 mètres; le liquide monte, en bouillonnant, jusqu'au niveau du sol, où des conduits portent le trop plein, soit à l'embouteillage, soit dans le bassin de la source Saint-Marcel, et par ainsi l'empêchent de passer au-dessus de la margelle du puits. A cette hauteur, c'est-à-dire au niveau du sol, la source fournit 4,800 litres; en baissant ce niveau de 1m 78, ainsi que se propose de le faire l'administration, on obtiendra, d'après les calculs de M. François ingénieur des établissements d'eaux minérales, 48,230 litres.

En attendant les améliorations projetées. et qui ne peuvent tarder longtemps à se réaliser, l'eau est puisée par une jeune et fraîche fille de la campagne, au moyen de verres à anse de capacité variable. Un certain nombre de ces verres, évidemment toujours propres par les lavages incessants auxquels ils sont nécessairement soumis, appartient à l'administration et sert à l'usage commun des buveurs ; mais quelques-uns de ceux-ci préfèrent avoir des verres pour leur service exclusif; dans ce cas, ils s'en procurent un auprès de la fontainière, le marquent d'un signe spécial et l'emportent parfois, à la fin de leur traitement, comme un souvenir de Pougues ou comme une relique, instrument de leur guérison.

Une grille, circulaire et assez haute pour ne pouvoir être franchie, entoure la fontaine et ne s'ouvre qu'aux heures marquées pour le service médical.

Le bouillonnement de l'eau, dû au dégagement incessant du gaz acide carbonique, est l'objet de la part des buveurs d'observations attentives : comme ils n'ont pas d'autres instruments que leur sens, ils tombent, à cet égard, dans des erreurs facilement explicables, et s'imaginent que les moindres changements dans l'atmosphère se doivent traduire par une augmentation ou une diminution dans le nombre, le volume ou la puissance des bouillons.

Il n'en est rien; le bouillonnement est à peu près constamment le même; seulement à l'approche d'un orage et quand l'atmosphère est fortement chargée d'électricité, l'acide carbonique se dégage en plus grande

abondance et forme de larges bulles qui éclatent pe-
samment à la surface de l'eau.

La source Saint-Marcel est beaucoup plus calme et
sa surface n'est guère troublée que par quelques bulles
rares, petites et fort peu tapageuses. Comme la source
Saint-Léger, elle est entourée d'une grille, mais ne
possède pas de margelle; un grillage en fil de fer lui
sert de couvercle et la garantit contre la chute des
feuilles des arbres voisins. Pour le visiteur superficiel
cette précaution paraît insuffisante ou inutile, car à la
surface nagent des masses d'un vert-noirâtre que l'on
confond volontiers avec des détritus de feuilles d'arbres en putréfaction. Cependant en y regardant de plus
près on s'aperçoit que ces masses ont une certaine
consistance et sont douées de vie ; ce sont en effet des
conferves et leur présence est un indice certain de la
minéralisation de la source Saint-Marcel.

Excepté l'acide carbonique, qui est ici beaucoup
moins abondant que dans la source Saint-Léger, la
composition chimique des deux puits est à peu de
chose près identique.

Or, l'acide carbonique ne pouvant être conservé
dans l'usage des bains, et rendant au contraire la boisson de l'eau excessivement agréable, on a sagement
fait de réserver pour l'emploi interne la source Saint-
Léger et de consacrer la source Saint-Marcel à l'usage
des bains et des douches.

L'eau de cette dernière source est puisée au moyen
d'une machine à vapeur qui, nous allons le dire en dé-

crivant l'établissement hydrologique, la monte dans un réservoir disposé à cette intention.

A côté de la fontaine Saint-Léger, et adossée au mur d'enceinte, est une galerie couverte dont le toit est supporté par des pilastres en pierre de taille sur lesquels se jouent les campanules de plantes grimpantes. Cette galerie est un promenoir pour les malades pendant les jours de pluie, et se transforme, avec quelques tentures, en salle de bal pendant les chaudes soirées de la canicule.

A l'extrémité nord de cette galerie, mais d'une architecture entièrement différente, sont deux bâtiments contigus, dont l'un sert à l'embouteillage de l'eau qui est exportée et dont nous parlerons longuement ailleurs, et dont l'autre est affecté au traitement hydrothérapique (bains et douches) auquel sont soumis les enfants scrofuleux que les hôpitaux de Paris et de Nevers envoient chaque année à Pougues.

En face des deux fontaines, du côté de l'ouest, s'élève l'établissement des bains. Le corps principal du bâtiment, surmonté d'un élégant campanile, est flanqué de deux ailes, dont l'une est affectée aux femmes et l'autre réservée aux hommes.

Les baignoires sont au nombre de vingt-quatre et sont alimentées, soit par l'eau minérale, soit par l'eau ordinaire.

L'une et l'autre sont amenées dans de vastes réservoirs placés dans le campanile et à une hauteur de quinze mètres au-dessus du niveau du sol.

L'eau minérale est montée dans son réservoir au

moyen d'une machine à vapeur qui va la puiser à la fontaine Saint-Marcel.

L'eau ordinaire, fournie par une source très-abondante, connue sous le nom d'Écumine, arrive naturellement du haut d'une montagne qui domine Pougues et dont l'élévation est encore supérieure à celle des réservoirs que contient le campanile.

Les bassins affectés à l'eau ordinaire sont au nombre de deux, placés l'un au-dessus de l'autre et communiquant ensemble par un conduit.

Le plus élevé ne renferme jamais que de l'eau froide, tandis que le second est destiné à fournir l'eau chaude.

A cet effet, ce dernier réservoir est mùni d'un serpentin à douze cercles dans lequel circule de la vapeur d'eau produite par la machine dont le jeu monte en même temps, ainsi que nous l'avons déjà dit, l'eau minérale dans le campanile.

Des tuyaux, séparément adaptés aux trois bassins, conduisent le liquide dans les baignoires et le font tomber, pour les douches, d'une hauteur de quinze mètres.

Les douches sont aussi complètes et aussi variées que dans les établissements hydrothérapiques les mieux pourvus. Ce n'est point ici le lieu de les décrire et de les passer en revue ; il nous suffit de constater que, sous ce rapport, l'établissement de Pougues ne laisse rien à désirer.

La pharmacie, aux ressources de laquelle il faut quelquefois recourir, même au milieu du traitement par les eaux minérales, est placée au premier étage de l'établissement des bains, dont une pièce du rez-de-chaussée est à son tour affectée au gymnase de chambre de Pichery.

Ce gymnase n'est que pour les jours pluvieux, car à l'entrée du parc et abrité contre les rayons du soleil par les arbres des premiers bosquets, se dressent tous les appareils de la gymnastique la plus complète, et différents jeux propres au développement des formes plastiques età l'accroissem ent des forces du corps.

En face du parc, et à la droite de la grille d'entrée, s'élève un bâtiment gracieux et vaste dont le rez-de-chaussée appartient aux malades et dont le premier étage est affecté à l'habitation de l'administrateur, M. de Mont-Louis.

Un élégant perron dont les marches sont chargées de vases de fleurs, conduit au rez-de-chaussée, qui seul peut s'ouvrir à nos investigations.

La première pièce qui se présente, est le cabinet de lecture où sur une table recouverte d'un tapis vert, s'étalent journaux, revues et brochures dont la variété est en proportion de la multiplicité.

A gauche et séparé du cabinet de lecture par une cloison mobile, s'ouvre un vaste salon rectangulaire, à trois fenêtres de façade, dont les murs supportent les portraits des rois et des grandes dames qui ont fréquenté les eaux de Pougues, et dont nous avons précédemment rappelé les noms. C'est la salle de bal pour les jours où la température ne permet pas de danser dans la galerie couverte dont nous avons parlé plus haut. Ces jours-là et quand la foule est trop grande, la cloison mobile disparaît et la salle de bal s'agrandit de tout le cabinet de lecture.

Bien plus, à la droite de ce même cabinet de lecture et faisant face à la salle de bal, se trouve un second salon, moins vaste que le premier, qui, aux jours de grande solennité, donne asile aux oisifs et aux joueurs de whist et d'écarté. En temps ordinaire, c'est le salon de conversation, où la fine causerie se tait parfois devant les mélodies qu'un artiste ou qu'un amateur habile tire d'un piano constamment ouvert et chargé de musique.

Non loin de là est la salle de billard, qui offre une distraction si salutaire pendant les longues et énervantes journées de la canicule.

La promenade, après l'ingestion de l'eau minérale, constitue une partie trop essentielle de l'hygiène et de lathérapeutique des établissements thermaux pour que l'administration de Pougues ne lui ait pas accordé une large place dans ses prévisions. A cet effet, un parc assez étendu, bien dessiné et offrant tour à tour de vertes pelouses et des bouquets d'arbres d'essences variées, est à la disposition des malades qui se croisent en tous sens dans les allées sablées et à travers de nombreuses corbeilles de fleurs à couleurs multiples et savamment mariées. Ce grâcieux paysage est complété par une pièce d'eau que peuplent des canards sauvages et du sein de laquelle sort une île toute fleurie et verdoyante que les hardis nautonniers de quinze ans abordent sans peine avec deux canots amarrés sous un havre de chaume. L'utile se confond encore ici avec l'agréable, car l'exercice de la rame est une gymnastique précieuse pour le développement de la poitrine et des membres supérieurs du tronc.

Comme on le voit, aux points de vue de l'hygiène, de la thérapeutique et des plaisirs, l'établissement minéral de Pougues est aussi complet que possible et peut répondre à toutes les exigences. Si l'on ajoute que ce coin de la Nièvre est une des contrées les plus riches et les plus gaies de la France; que l'air y est pur et constamment renouvelé par le cours de la Loire; que les cultures y sont luxuriantes et variées, et que des coteaux fertiles et peuplés de châteaux protégent la vallée de Pougues contre les vents froids du nord et les brûlantes effluves du midi, on reconnaîtra qu'il est peu de stations d'eaux minérales qui soient mieux que celle de Pougues servies par l'art et la nature.

CHAPITRE III

Propriété physiques et chimiques de l'eau minérale de Pougues.

L'eau de la source Saint-Léger est constamment en
ébullition, et plus on baisse le niveau du puits et plus
cette ébullition est considérable. Ce phénomène est dû
à la présence de l'acide carbonique qui se dégage incessamment et en très-grande quantité de l'eau minérale de Pougues.

Malgré ce bouillonnement continuel, le liquide est
clair, limpide et ne commence à se troubler que lorsqu'on le laisse reposer à l'air libre; dans ce cas il
abandonne des flocons ocracés, comme sur les parois
du puits qui en sont couvertes, ainsi que des cristaux
de carbonate calcaire qui s'y forment spontanément.

Bue au moment où elle est puisée, l'eau minérale a un goût aigrelet, acide, qui la rend agréable et d'une digestion facile; mais quand on en laisse le gaz s'évaporer et qu'on la déguste lentement et avec soin, on reconnaît sans peine la présence du fer et de l'iode. Nous dirons tout à l'heure comment la chimie est parvenue à mettre hors de doute l'existence de ces deux corps dans les eaux de Pougues, et comment l'observation physiologique et clinique confirme pleinement ces données de l'analyse chimique.

La température de l'eau minérale est inférieure à la température moyenne de l'eau ordinaire; elle est de 12° et sa pesanteur spécifique de 1003, 12.

Comme on le voit, à l'exception de sa couleur et de sa limpidité au moment de son puisement, l'eau minérale de Pougues se distingue par tous ses caractères physiques de l'eau potable ordinaire, et il n'était pas besoin de l'analyse chimique pour établir *à priori* que cette eau devait puissamment servir aux usages de la médecine.

Cependant, pour éviter des tâtonnements et des expériences toujours longues et déterminer d'une manière positive les avantages que l'art de guérir pouvait retirer de l'eau de Pougues, il a été utile d'en établir scientifiquement la composition et d'en dégager tous les éléments minéralisateurs qui la constituent.

Ce travail a été entrepris plusieurs fois, mais entre les mains de Duclos, Geoffroy, Costel et Hassenfratz, il a constamment donné des résultats contradictoires qu'il ne faut attribuer qu'à l'imperfection des instruments et des procédés dont la science était à cette époque en possession.

Nous ne nous arrêterons donc pas à ces analyses incomplètes, qui ne pourraient que nous induire en erreur, et nous ne rappellerons que l'expertise toute moderne que MM. Boulay et Henry entreprirent en 1837.

Ces éminents chimistes ont ainsi établi la composition des eaux minérales de Pougues :

	lit.
Acide carbonique.	0,33

	gram.
Bicarbonate de chaux	1,3269
— de magnésie	0,9762
— de fer	0,0206
— de soude avec trace de potasse.	0,6362
Sulfate de soude	0,2700
— de chaux	0,1900
Chlorure de magnésium.	0,3500
Glairine	0,0300
Phosphates de chaux et d'alumine.	traces.
Acide silicique et alumine	0,0350
	3,8349

Plus tard, en 1857, M. Mialhe dont la science comme chimiste et l'habileté comme expérimentateur sont connues de tout le monde, fut amené par hasard à constater la présence de l'iode dans les eaux de Pougues, et il adressa, à cette occasion, à l'Académie de médecine, une note que nous croyons utile de reproduire ici dans son entier :

« Je crois devoir porter à la connaissance de l'Académie, dit M. Mialhe, qu'en faisant quelques recherches sur la composition chimique des eaux de Pougues, je viens de constater parmi les principes minéralisateurs une quantité d'iode suffisante pour expliquer parfaitement les résultats thérapeutiques obtenus à Pougues dans le traitement des affections scrofuleuses et lymphatiques [1].

» La présence de l'iode dans les eaux de Pougues donne donc le plus grand espoir de succès à l'excellente mesure que vient de prendre l'administration supérieure de la ville de Paris d'envoyer aux eaux de Pougues un certain nombre d'enfants scrofuleux.

» Il avait été observé que, malgré soins et précautions, beaucoup de bouteilles semblaient se décomposer, et prendre une odeur particulière que plusieurs personnes avaient même comparée à l'eau de javelle.

» J'ai cherché quelle pouvait être la cause d'une semblable altération.

» Ayant évaporé à une douce chaleur 100 grammes d'eau de Pougues, j'ai obtenu un résidu salin qui, traité par l'acide nitrique nitreux et l'amidon, a donné lieu à une coloration bleue très-manifeste que j'ai cru devoir rapporter à la présence de l'iode, et à son action sur l'amidon.

» Pour plus de certitude sur l'existence de l'iode dans l'eau de Pougues, j'ai traité 8 à 900 grammes

[1] Voir au chapitre suivant les observations physiologiques que nous avons faites nous-mêmes sur la présence de l'iode dans les eaux de Pougues.

(la valeur d'une bouteille) par le nitrate acide d'argent ; il s'est formé un précipité blanc de chlorure, iodure et peut-être de bromure d'argent qui, mélangé après dessiccation avec du cyanure d'argent, et soumis à un courant de chlore sec, suivant le procédé de MM. O. Henry fils et Humbert, a produit des cristaux très-évident de cyanure d'iode.

» J'ai l'honneur de mettre sous vos yeux les cristaux résultant d'une opération faite en commun avec M. O. Henry fils.

» Dès lors il m'a été possible de comprendre comment les eaux de Pougues pouvaient se décomposer et prendre une odeur particulière : sous l'influence de l'oxygène de l'air, l'iodure alcalin se transforme en oxyde basique et en iode ; celui-ci reste en dissolution dans le liquide en lui communiquant son odeur et sa saveur caractéristiques.

» Par cette décomposition les eaux de Pougues ne perdent probablement rien de leur vertu chimique, mais elles éprouvent dans leur constitution physique une altération qui rend leur usage moins agréable et moins facile.

» Pour arrêter ces inconvénients il suffirait de préserver le liquide autant que possible du contact de l'air au moment de l'embouteillage et de remplir exactement les bouteilles [1].

---

[1] Dans un chapitre suivant, consacré à l'embouteillage et à l'exportation de l'eau de Pougues, nous ferons connaître par quel ingénieux procédé la mesure réclamée par M. Mialhe a été réalisée.

» D'après ce fait, les eaux de Pougues doivent occuper une place spéciale dans la classe des eaux bicarbonatées, calcaires, magnésiennes et ferrugineuses. »

La composition chimique et les propriétés physiques des eaux de Pougues que nous venons de faire connaître ne subissent aucune modification des circonstances météorologiques sous l'influence desquelles se troublent habituellement les eaux ordinaires. La température est constamment la même, soit pendant les grands froids de l'hiver, soit pendant les fortes chaleurs de l'été ; la pluie et les orages n'altèrent point sa limpidité, mais l'on remarque seulement, à l'approche de ces derniers, et lorsque l'atmosphère fortement chargée d'électricité subit une pression considérable, on remarque, disons-nous, que le bouillonnement de l'eau est plus intense et que le dégagement de l'acide carbonique se fait avec plus d'abondance et plus d'activité.

Ce phénomène d'une constance invariable en temps d'orage et que l'on tenterait vainement d'expliquer par un excès de pression atmosphérique qui baisserait le niveau de l'eau, est évidemment dû à un travail souterrain dont il est difficile de saisir le mécanisme. Il est des secrets que la nature garde encore pour elle, et dans l'explication desquels il est oiseux de s'engager en dehors d'une donnée positive.

CHAPITRE IV

Pendant une longue suite de siècles l'action des médicaments sur l'organisme s'expliquait par une modification organique ou vitale, imprimée par les agents médicamentaux, et dont le mécanisme restait parfaitement inconnu ; ainsi, le quinquina, en coupant la fièvre, ne laissait point pénétrer le mystère de son action, et le fer, dans la reconstitution d'un organisme affaibli, n'en était pas réduit à colorer plus ou moins quelques globules sanguins.

Dans tous les cas, la modification produite par la substance médicamenteuse était double : elle était d'abord locale, c'est-à-dire qu'elle s'exerçait primitivement sur l'organe qui en recevait l'impression, et devenait ensuite générale en s'étendant plus ou moins à toutes les parties de l'économie.

Cette modification était organique et, conséquemment, fonctionnelle; mais elle pouvait aussi ne s'exercer que sur les fonctions, sans agir sur le tissu même des organes, ainsi qu'il arrive dans toutes les maladies nerveuses.

Lorsqu'elle eut atteint le développement que tout le monde lui connaît, la chimie prétendit expliquer l'action des agents médicamenteux sur l'organisme, et, faisant abstration de cette divine inconnue, que l'on nomme la force vitale, elle transforma la machine humaine en une vaste cornue, et déclara que les tranformations organiques et fonctionnelles n'étaient pas autre chose que des actions et des réactions chimiques, dont nos laboratoires pouvaient nous offrir les analogues.

Ces prétentions, qui séduisirent d'abord par leur apparence de simplicité, étaient insoutenables. Les expériences et la pratique de la médecine démontrèrent bientôt l'inanité d'une théorie si absolue, et prouvèrent que si, pour l'action locale, on pouvait quelquefois invoquer une réaction chimique, il était impossible de recourir à une semblable explication pour la modification générale, et que dans aucun cas, d'ailleurs, il n'était loisible de se débarrasser de l'élément vital en dehors duquel l'homme n'est plus qu'un cadavre.

Ce fut surtout dans l'étude des actions médicatrices des eaux minérales que les chimistes espérèrent pouvoir légitimer leur ambition ; pour ces études, en effet, leur concours était incessamment réclamé ; mais se méprenant sur la portée de ce concours, ils crurent qu'on leur demandait l'explication des phénomènes que produisaient les eaux minérales, alors qu'on n'exigeait d'eux qu'une simple indication dans le but de prévenir de longs tâtonnements et d'arriver plus vite, par des analogies tirées de la thérapeutique ordinaire, aux indications spéciales de chaque source.

Imposer à la chimie un rôle plus considérable que celui que nous venons de lui assigner dans la détermination des phénomènss produits par les eaux minérales, serait s'exposer à des erreurs et à des mécomptes dont les malades seraient les premières victimes.

Ainsi, pour entrer dans le sujet de ce livre, il est incontestable que les eaux de Pougues sont éminemment alcalines, puisque les urines des personnes qui en font usage pendant quelques jours prennent ce caractère. Or, si l'alcali de ces eaux n'agissait que d'une manière chimique, c'est-à dire en neutralisant un excès d'acidité répandue dans l'organisme, l'affection produite par cette surcharge d'acide serait atténuée et même suspendue pendant tout le temps que durerait l'opération chimique, c'est-à-dire la neutralisation de l'acide par l'alcali, mais devrait fatalement reparaître avec la cessation de cette neutralisation.

Or, ceci est entièrement contraire à l'observation clinique : les dyspepsies, qu'elles s'accompagnent ou non de renvois acides, la gravelle, la goutte, etc., sont parfaitement guéries par les eaux de Pougues, et il se-

rait bien impossible d'expliquer ces guérisons par le
fait seul d'une opération chimique ; il faut admettre,
et cette manière de voir nous paraît la seule raisonna-
ble, que la cause première de la maladie a été modifiée
d'une façon heureuse, et que cette modification, en
replaçant l'économie dans les conditions de santé, a fait
cesser les troubles organiques ou fonctionnels qu'elle
tenait sous sa dépendance.

Mais en dehors de ces modifications locales ou générales, dont la nature se réserve l'explication, il est
des phénomènes physiologiques et cliniques dont la
présence de telle ou telle substance peut nous rendre
compte, et qui, notés pour les eaux minérales de Pougues, doivent faire le sujet de ce chapitre.

Qu'on nous permette d'emprunter quelques lignes à
une brochure bien faite sur les eaux qui nous occupent : « Les sels auxquels on doit accorder la plus
grande somme d'action, dit l'auteur anonyme de cet
écrit, sont les carbonates de chaux et de magnésie.
Nous sommes conduits à cette conclusion par induction
d'un fait avéré, savoir que les sels à base de chaux ou
de magnésie ont été de tout temps employés avec le
plus grand avantage contre certaines affections chroniques de l'estomac ou de l'intestin, les maladies du
foie, la gravelle , et sans jamais produire aucun des
troubles que causent souvent les sels à base de soude
ou de potasse. En effet, un des inconvénients des eaux
où ces derniers se trouvent en notable quantité (Vichy,
Neris, Bussang) , est de ne pouvoir se prêter à un
usage un peu prolongé sans amener des troubles du

côté des voies digestives. C'est un fait d'observation qu'il faut reconnaître, sans être cependant de l'avis de M. Magendie, quand il écrit : « Si la quantité de bi-carbonate de soude dépasse 24 ou 36 grains dans les vingt-quatre heures, le plus souvent l'estomac est dérangé de ses fonctions, et des vomissements survien-nent quelquefois : il n'est d'ailleurs pas rare que ces accidents arrivent même quand la dose n'a pas été aussi considérable. (*Dict. de Médecine*, en 15 vol.)

» L'usage des carbonates de chaux et de magnésie, ainsi que des eaux qui les contiennent, peut être pro-longé sans que l'on voie se manifester l'action débili-tante qui accompagne l'administration prolongée des mêmes sels à base de soude et de potasse. L'impor-tance de l'action débilitante de ces derniers a été si-gnalée d'une façon particulière comme méritant la plus grande attention. Pris à haute dose et pendant long-temps, ils influent sur la composition du sang, qui se décolore, devient plus fluide, et se rapproche ainsi de celui de la chlorose ou de la chloro-anémie (pâles cou-leurs) ; aussi survient-il de la pâleur des muqueuses, de la peau, puis, à un degré plus élevé, des hémor-rhagies passives, de la bouffissure ou un amaigrisse-ment considérable.

» C'est en effet un privilége de l'eau de Pougues de se conduire au milieu de l'économie comme le font les eaux alcalines, sans en avoir les inconvénients. Pen-dant tout le temps que les malades la boivent, leur économie est saturée d'alcali, puisque l'urine, qui dans ce cas peut être considérée comme l'indice de ce qui

se passe dans l'organisme, se montre constamment
alcaline, mais cet état d'alcalinisation générale n'a jamais eu de conséquence fâcheuse. »

La présence d'un sel à base de magnésie pourrait
faire croire que l'eau de Pougues est purgative ou tout
au moins laxative; il n'en est rien, car le bicarbonate
de chaux qui s'y rencontre en assez forte proportion,
neutralise complétement l'action de la magnésie.

Cependant, quelques personnes, par une susceptibilité étrange des voies digestives, éprouvent tout d'a-
bord de l'usage des eaux de Pougues, un effet laxatif;
mais presque toujours cet effet est essentiellement
passager, et au bout de quarante-huit heures, ces malades rentrent dans la règle commune.

La règle est une constipation momentanée, due au
desséchement de la muqueuse intestinale produit par
la présence, dans l'eau de Pougues, du carbonate de
chaux et du fer.

Quand le sel à base de magnésie, qui se trouve également dans l'eau de Pougues, est impuissant à con-
trebalancer cette action desséchante, et qu'une constipation trop prolongée fatigue le malade, j'ai habitude
de donner le matin à jeun quelques grammes de magnésie calcinée ou un verre d'eau de sedlitz, et ces
légers laxatifs, en humectant simplement la muqueuse
intestinale, suffisent pour rétablir la fonction excré-
mentielle, sans qu'il soit nécessaire de suspendre le
traitement par l'eau minérale.

L'action que nous venons de voir produire par l'eau
de Pougues sur le tube intestinal, se fait d'abord sentir

à l'estomac ; mais ici, elle a pour effet, en excitant la muqueuse, d'éveiller l'appétit et de rendre la digestion facile.

L'appétence et la facilité de la digestion sont en effet les deux phénomènes tout à la fois les plus constants et les plus rapidement obtenus. Des malades, dont l'estomac paresseux se révoltait à l'ingestion du moindre aliment, sont émerveillés de pouvoir, après vingt-quatre ou quarante-huit heures de l'usage de l'eau de Pougues, non-seulement ingérer avec appétit des aliments pris au hasard, mais encore les digérer sans fatigue et sans douleur.

Pourtant cette faim qui, pour quelques personnes est une véritable faim canine, finit par se calmer et par rentrer dans des limites raisonnables.

Comme conséquence du même mode d'action sur toutes les parties des voies digestives, les eaux de Pougues, en desséchant la muqueuse, sollicitent la soif. Cet effet n'est pas toujours apprécié par les malades et n'entraîne pas par conséquent des inconvénients graves : 1° parce que les eaux sont prises d'ordinaire pendant la saison chaude et que la vivacité de la soif est souvent alors portée sur le compte de la chaleur extérieure ; 2° parce qu'au moment de leur ingestion, les eaux de Pougues, grâce à leur basse température et à la présence de l'acide carbonique, sont fraîches, piquantes et agréables au goût. Mais, nous le répétons, ce n'est là qu'une impression passagère, et l'effet définitif est une augmentation du besoin de boire.

Tous les phénomènes d'excitation dont nous venons de parler, ne restent pas localisés dans les voies diges- tives : bientôt cette excitation se généralise et porte plus spécialement son action sur les organes du bas ventre. C'est ainsi que le travail fonctionnel du foie, de la rate et des reins augmente ou se régularise, et que les maladies dont ces organes sont atteints se trouvent modifiées par l'usage des eaux de Pougues.

Mais, tandis que cette excitation est salutaire pour les organes situés dans l'abdomen, elle devient funeste pour les organes malades placés dans la poitrine ; aussi, toutes les affections des voies respiratoires et du cœur sont une contre-indication formelle à l'emploi des eaux de Pougues ; cette règle ne souffre aucune exception et les médecins qui envoyent des malades à la station qui nous occupe, doivent s'assurer par avance qu'il n'existe aucune lésion grave du côté des bronches, des poumons et du cœur.

Ce serait vainement que nous tenterions de donner une explication quelconque de cette différence. Pour- quoi les alcooliques, au milieu de l'excitation générale qu'ils produisent, ont-ils sur le cerveau une action plus directe et plus spéciale ? Pourquoi le copahu, parmi tant d'autres organes, choisit-il la muqueuse urétrale pour siége de son action ? Sachons reconnaître notre ignorance ; ne tentons pas des explications dont la na- ture jusqu'à présent s'est réservée le secret, et au lieu de nous perdre dans de nuageuses et ridicules théories, respectons le rôle véritable de la bonne médecine qui est l'observation, et restons dans l'étude des faits qui seule est notre sauvegarde, notre guide et notre honneur.

Mais revenons à notre sujet.

Tous les organes situés dans l'abdomen, avons-nous dit tantôt, éprouvent, sous l'influence de l'eau de Pougues, une modification salutaire quand ils sont malades, et une excitation fonctionnelle à l'état physiologique.

Plus qu'à tout autre peut-être, à cause des études spéciales que j'ai faites sur la matière, il m'importait de savoir si cette excitation se faisait également sentir sur les organes génitaux d'une manière directe, ou si elle n'était qu'un phénomène de voisinage, qu'un effet secondaire de l'excitation produite sur l'appareil urinaire, ainsi qu'il arrive après l'usage des cantharides.

Les observations recueillies par les médecins du dix-septième siècle laissent peu de place au doute, et les histoires du temps disent que Pougues était un lieu de rendez-vous pour les femmes stériles et les hommes impuissants.

Mes renseignements personnels n'infirment point cette assertion ; mais avant de l'admettre j'ai pris soin de m'entourer de toutes les garanties exigées en un sujet si important.

Sans que j'eusse sollicité de semblables confidences, plusieurs malades m'ont accusé, pendant leur séjour à Pougues, des désirs, des érections et des pertes qui contrastaient singulièrement avec leurs préoccupations, leur état de santé et l'absence de toute excitation amoureuse. L'un, entre autres, vieillard de soixante ans, se révoltait contre ces incitations qui ridiculisaient, disait-il, ses cheveux blancs; et, pour calmer des ardeurs dont il ne voulait plus, il était forcé de suspendre l'usage de l'eau de Pougues. Un autre, au contraire, moins scrupuleux, m'avouait que son retour annuel à la station de Pougues était le fruit d'une sage prévoyance et d'une expérience acquise depuis longtemps.

Sans m'inscrire en faux contre la réalité de ces aveux, je pouvais l'expliquer par plusieurs circonstances indépendantes de l'action de l'eau minérale de Pougues, et, par conséquent, je ne devais pas attribuer à cette dernière un bénéfice qui revenait peut-être au changement d'air, à une meilleure nutrition, à l'absence des préoccupations habituelles, etc., etc.

Mais une observation plus concluante vint lever tous mes scrupules, et me força de me ranger à l'avis des auteurs du dix-septième siècle.

Quand elle se rend aux eaux minérales, une femme se préoccupe de son époque menstruelle, et, pour ne pas être obligée de suspendre les bains ou les douches qu'elle sait devoir lui être ordonnés, elle arrive aux eaux quelques heures ou quelques jours à peine après la cessation de ses règles. Elle a ainsi par devers elle de vingt-cinq à trente jours, pendant lesquels elle peut accomplir une saison thermale qui varie, on le sait, de vingt à trente jours.

Ces calculs sont presque toujours déjoués à Pougues. Sans doute de jeunes filles chlorotiques et des femmes anémiques, dont la menstruation est nulle ou irrégulière, pourront voir leurs règles s'établir ou se régulariser sous la seule influence de l'air vivifiant de la

campagne, de l'exercice, d'une meilleure nutrition, etc.,
sans qu'il soit nécessaire, ainsi que l'on en a des preuves
tous les jours, de rapporter l'honneur de semblables
guérisons à l'action stimulante d'une eau minérale
quelconque.

On ne me supposera pas, assurément, la naïveté de
m'être appuyé sur de pareilles observations. Les seuls
faits qui m'ont guidé en cette étude, se rapportent à
des femmes dont la menstruation était d'une régularité
parfaite, et chez lesquelles cette fonction n'était habituellement sous l'empire d'aucune circonstance extérieure.

Ces femmes, qu'elles vinssent de la campagne ou de
la ville, et dont les calculs reposaient sur une expérience longuement acquise, ont vu fatalement leurs
règles, sous l'influence des eaux de Pougues, devancer
de plusieurs jours l'époque ordinaire de leur apparition.

Bien évidemment, une excitation anormale était produite sur l'appareil génital de ces femmes, et elle devait être mise, avec raison, sur le compte de l'eau
minérale, puisqu'elle n'obéissait pas d'ordinaire aux
circonstances hygiéniques qui, chez d'autres femmes,
la font naître ou tout au moins servent à l'expliquer.

Cette observation qu'il m'a été permis de vérifier un
grand nombre de fois, confirme les assertions des
hommes sur l'excitation de leur appareil génital, et
assigne à l'eau minérale de Pougues un rôle parfaitement
réel et parfaitement actif dans la production de ce
phénomène.

A quel élément constitutif de l'eau faut-il plus spécialement faire honneur de cette activité génésiaque ?
Je ne sais ; le fer, dont l'action stimulante est connue
de tous, ne saurait raisonnablement prétendre à ce
rôle, car toutes les eaux minérales dont cet agent est la
caractéristique devraient alors partager ce privilége, ce
qui est bien loin de la réalité des choses. Confessons
notre ignorance, et reconnaissons qu'en cette occurrence comme en beaucoup d'autres, les eaux minérales agissent par l'ensemble de leurs principes constituants, et au moyen d'un mécanisme dont le secret
nous est inconnu ; contentons-nous de noter le phénomène, et d'en tirer, au profit de nos malades, un grand
et salutaire bénéfice.

Mais à côté de ces faits, dont le mécanisme nous
échappe, il en est d'autres qui ne peuvent nous déro-
ber leur origine et qui se lient fatalement à la présence
d'un agent dont, par expérience, nous connaissons les
effets. De ce nombre sont les maux de tête, la somnolence, et parfois les vertiges que quelques personnes
éprouvent pendant l'usage des eaux de Pougues. Pour
les unes ces symptômes douloureux doivent être attri-
bués à l'acide carbonique ; pour les autres il en faut
accuser l'iode. Dans le premier cas il suffit, pour prévenir le retour de ces phénomènes, de laisser reposer
l'eau avant de la boire, ou, plus simplement encore,
de la puiser dans le robinet de dégorgement, alors que
l'acide carbonique s'est en grande partie évaporé.
Dans le second cas où se produit une véritable ivresse
consacrée par le langage sous le nom d'*ivresse iodique*,

il faut que le malade se promène, se baigne les tempes avec de l'eau fraîche et ne succombe pas à la somnolence qui le sollicite.

Cependant, hâtons-nous de le dire, ces phénomènes ne sont ni constants, ni durables, ni dangereux; le nombre des personnes qui les éprouvent est très-restreint, et presque toutes finissent, au bout de quelques jours, par s'habituer à la présence soit de l'iode soit de l'acide carbonique; il ne faut attacher qu'une importance très-secondaire à ces symptômes, dont nous n'avons parlé ici que pour ne rien laisser dans l'ombre.

Mais un accident qui mérite bien autrement l'attention du médecin est ce que l'on appelle la *crise;* la physionomie de ce phénomène est assez variable ; le plus généralement il consiste dans la réapparition des symptômes morbides que l'eau de Pougues a mission de combattre ; quelquefois la crise s'opère par les organes urinaires, et quelquefois aussi par la peau ; mais nous le répétons, le caractère le plus ordinaire de la crise est la réapparition des symptômes morbides et surtout douloureux; dans les dyspepsies les choses se passent presque toujours ainsi : l'inappétence, les mauvaises digestions, les douleurs gastralgiques ou entéralgiques, etc., reparaissent tout à coup après une amélioration notable, et plongent les malades dans le plus profond découragement, à cause même de cette amélioration qui leur avait fait entrevoir une guérison complète.

Il est indispensable que malades et médecins soient instruits de cette particularité : les malades, pour qu'ils gardent une espérance qu'un prochain avenir justifie presque toujours ; le médecin pour qu'il ait une règle de conduite qui le mène heureusement au but qu'il se propose et qu'il poursuit.

En effet, la crise dont nous parlons étant une sorte de saturation de l'organisme, le médecin doit, selon l'énergie du phénomène, les forces et la constitution du malade, diminuer la quantité de la boisson minérale, et même la suspendre complétement. Quelquefois même ces mesures sont insuffisantes, et pour calmer la surexcitation produite, il faut interrompre aussi les douches et les bains d'eau minérale, et les remplacer par des bains de son ou de gélatine.

Pourtant, il faut bien le dire, la crise n'a rien de bien redoutable, et le pire qui puisse arriver est que le malade n'achève pas sa saison et quitte Pougues avant les vingt et un jours accomplis.

Même dans ce cas le dommage n'est pas considérable ; d'abord, parce que la crise ne se produit guère avant le quinzième jour, et que la cure est faite alors au trois quarts ; secondement, et c'est ici la chose essentielle, la crise étant, comme nous l'avons dit plus haut, une sorte de saturation de l'économie par l'eau minérale, il serait inutile, sinon dangereux, d'entretenir ou d'accroître cette saturation, car dès ce moment, et par le fait même de cette saturation, tout l'effet de l'eau minérale est produit.

Cette crise n'est ni fatalement constante, ni fatalement nécessaire à la guérison.

Il est des malades qui ne l'éprouvent en aucune

manière, principalement ceux qui ont des affections du foie ou de la rate ; et pour ne point passer par cette épreuve, ils n'en arrivent pas moins à un rétablissement complet.

Il ne faut donc pas accorder à ce phénomène une importance de pronostic que rien ne justifie, et le médecin n'en doit tenir un compte exact que pour régler sa conduite et épargner aux malades des souffrances inutiles.

CHAPITRE V

Maladies que l'on guérit avec les eaux minérales de Pougues.

Les considérations que nous avons présentées dans le chapitre précédent sur les effets physiologiques et médicaux de l'eau de Pougues, nous indiquent la marche que nous avons à suivre dans l'énumération des maladies dont le traitement appartient au domaine des sources dont nous nous occupons.

Nous avons dit, en effet, que les eaux de Pougues exerçaient tout d'abord une action locale sur les voies digestives, et que cette action se traduisait physiologiquement par une surexcitation de l'estomac, qui amenait une augmentation de l'appétit, et médicalement par la régularisation des fonctions digestives.

C'est donc par cette action purement locale que

nous devons commencer l'étude thérapeutique des eaux de Pougues.

Puis, cette action s'étend sur les organes qui entretiennent des rapports fonctionnels avec les voies digestives ; l'exposition de leurs maladies doit naturellement succéder à celle des affections de la poche stomacale et du tube intestinal.

Dans ce paragraphe, se trouvent les affections du foie, de la rate et du pancréas.

Cette action d'abord localisée, s'irradie progressivement à tous les organes du bas-ventre, et arrive jusqu'aux appareils génital et urinaire dont les maladies rempliront un troisième paragraphe.

Enfin, cette action s'agrandit encore et finit par se faire sentir sur l'ensemble de l'économie, et de locale qu'elle était d'abord, elle devient complétement générale. Nous avons ainsi une quatrième classe de maladies dans laquelle viendront prendre place la chlorose, l'anémie, les scrofules et la goutte.

Ainsi et d'une manière méthodique, nous passerons en revue toutes les maladies qui, chaque année, viennent à Pougues, demander un soulagement et mieux encore la guérison.

MALADIES DES VOIES DIGESTIVES.

Toute lésion matérielle de l'appareil digestif est une contre-indication formelle du traitement par les eaux minérales de Pougues.

Cette règle est un axiome qui se déduit logiquement
de ce que nous avons dit touchant l'action excitante
de ces eaux.

L'inflammation de l'estomac ou des intestins, c'est-
à-dire la gastrite et l'entérite, surtout à l'état aigu,
les dégénérescences de toutes sortes, en un mot toute
altération de tissu des organes alimentaires, non-seulement ne saurait être traitée par les eaux de Pougues, mais encore s'oppose par sa présence à cette médication, alors même qu'il s'agirait de combattre un
autre état morbide.

Cependant, lorsque la gastrite et l'entérite ont pris
le caractère chronique et qu'elles s'accompagnent d'un
état atonique qui rend les fonctions digestives lentes
et difficiles, les conditions de la lésion matérielle se
sont modifiées au point de s'effacer devant les troubles
fonctionnels, et alors l'affection rentre naturellement
dans le cadre des dyspepsïes dont nous allons maintenant nous occuper.

1° DYSPEPSIE.

En prenant le mot dans son sens étymologique, la
dyspepsie n'est à proprement parler qu'une digestion
mauvaise, lente ou difficile ; ce n'est qu'un trouble
fonctionnel qui d'ordinaire ne s'accompagne d'aucune
douleur, mais qui a pour cortége, tous les symptômes
d'une surcharge stomacale et ceux d'une nutrition insuffisante.

Quelques auteurs confondent la dyspepsie avec la

gastralgie, ou avec l'entéralgie ; c'est une erreur. Sans doute la dyspepsie prend quelquefois le caractère douloureux, revêt alors la forme névralgique et se rapproche, il est vrai, de la gastralgie, mais pourtant n'est pas la gastralgie elle-même.

Si, en effet, la dyspepsie n'est pas autre chose qu'une mauvaise digestion, elle ne doit se montrer qu'au moment où l'appareil digestif est appelé à fonctionner, c'est-à-dire au moment où les aliments introduits dans l'estomac doivent être digérés. C'est effectivement ainsi que les choses se passent dans la véritable dyspepsie ; la gastralgie, au contraire, étant une affection nerveuse de l'estomac, peut reconnaître et reconnaît d'autres causes déterminantes que la présence d'aliments dans les voies digestives et revêt souvent, comme toutes les affections névralgiques, une forme de périodicité qui n'est point en relation directe avec la digestion.

On nous permettra donc, pour rester dans la vérité de l'observation, de séparer la dyspepsie proprement dite de la gastralgie, bien que l'une et l'autre affection rentrent dans la spécialité thérapeutique des eaux de Pougues.

Le siége de la dyspepsie est tantôt dans l'estomac et tantôt dans les intestins, c'est-à-dire que les troubles digestifs s'adressent tantôt à la première digestion et tantôt à la seconde ; on a ainsi la dyspepsie stomacale et la dyspepsie intestinale. Cette différence de siége n'a qu'une importance secondaire au point de vue du traitement, et ne nous autorise point à en faire deux affections distinctes. Par conséquent, ce que nous dirons de l'une peut parfaitement s'appliquer à l'autre.

Ces troubles, purement fonctionnels, sont ou *essentiels*, c'est-à-dire indépendants de toute lésion organique, ou symptomatiques, soit d'une affection locale du tube digestif, soit d'une maladie plus générale, telle que la chlorose , l'anémie, la chloro-anémie, le rhumatisme, la goutte et les maladie de la peau.

Les phénomènes de la dyspepsie se montrent après les repas et se traduisent d'une manière générale par une sensation de pesanteur plus ou moins douloureuse à l'épigastre, par des bâillements, des éructations, des aigreurs; quelquefois, par la céphalalgie, une faiblesse générale et l'accablement.

Presque toujours les malades n'ont aucun appétit, et dans quelques cas cette anorexie est le symptôme le plus saillant de la dyspepsie.

Dans d'autres circonstances au contraire la maladie s'accompagne de boulimie, c'est-à-dire d'un besoin irrégulier de manger, que les malades sont obligés de satisfaire quelle que soit l'heure du jour ou de la nuit.

D'autres fois tout se borne à des aigreurs, c'est-à-dire à une sensation d'acidité qui remonte le long de l'œsophage.

Dans d'autres cas il se fait un développement plus ou moins considérable de gaz, sans goût et sans odeur, qui ballonnent l'épigastre et s'échappent par la bouche ou par l'anus, selon que la dyspepsie est stomacale ou intestinale.

D'autres fois la langue devient saburrale ; il y a de-
goût, digestions lentes et rejet de mucosités plus ou
moins sapides.

Quelquefois il se produit une véritable *rumination*,
c'est-à-dire le retour des aliments dans la bouche, à
une distance plus ou moins éloignée des repas, à ce
point que les aliments doivent être ingérés de nouveau
ou rejetés au dehors.

Les vomissements ne se montrent guère qu'accidentellement ; mais chez quelques personnes ils constituent le caractère de la maladie.

La douleur proprement dite est un phénomène assez
rare dans la dyspepsie simple ; quand elle existe , elle
est due à la gastralgie, qui complique quelquefois la
maladie qui nous occupe.

Par le tableau rapide et nécessairement incomplet
que nous venons de faire des principaux phénomènes
qui accompagnent la dyspepsie, on voit combien est
changeante et variable la physionomie de cette affection.
Aussi les auteurs qui se sont occupés de ce sujet ont-ils
multiplié les divisions et les subdivisions et établi
presque autant de formes de dyspepsie qu'il y avait de
symptômes prédominants.

Nous n'avons point à discuter la valeur de ces diverses classifications, parce que nous ne faisons point
l'histoire de la dyspepsie, et parce que nous ne devons
la considérer ici qu'à un seul point de vue, celui de
l'hydrologie médicale, et plus spécialement au point de
vue des eaux de Pougues.

Sous ce rapport, l'étiologie de la dyspepsie nous

est plus importante à connaître que la prédominance de tel ou tel symptôme.

Quelles sont donc les causes de la dyspepsie ?

Elles sont de trois sortes :

1º Les unes se rattachent à la violation des lois de l'hygiène ;

2º Les autres se rapportent à la faiblesse primitive ou acquise des organes digestifs ;

3º Les dernières enfin se rattachent à un état morbide préexistant.

Cette distinction est fondamentale dans la dyspepsie sous le rapport qui nous occupe, car si les eaux de Pougues doivent conserver la réputation si méritée qui leur sont faite dans le traitement de cette affection, il faut avoir soin de ne les administrer qu'avec un sage discernement, basé sur l'étiologie que nous venons d'indiquer.

Quand les causes de la dyspepsie rentrent dans la première catégorie, c'est-à-dire quand elles sont des violations de l'hygiène, telles que nourriture insuffisante ou mauvaise, vicieuse distribution des repas, absence d'exercice, préoccupation morale, travaux intellectuels prolongés, etc., etc., les eaux de Pougues, prises à l'intérieur, sont assez limitées dans leur action, et surexcitent simplement la muqueuse digestive par l'acide carbonique et le fer qu'elles contiennent, et la disposent favorablement à mieux profiter de l'influence de ce que nous avons appelé les circonstances accessoires dans les établissements thermaux.

Ces circonstances, qui sont un retour à une meilleure hygiène, pourraient, à la rigueur, constituer toute la médication; c'est ainsi que ces sortes de dyspepsies trouvent dans tous les établissements thermaux, dans un séjour à la campagne, dans les voyages, etc., des conditions d'amélioration et quelquefois même de guérison.

Mais combien ces conditions qui se rencontrent à un haut degré à la station de Pougues, dont l'air est si pur, le pays si beau et la vie si douce, combien ces conditions sont admirablement secondées par l'action stimulante de l'acide carbonique de l'eau prise en boisson, et par l'action excitante des bains et des douches de l'eau minérale !

A ce premier point de vue, la station de Pougues répond, sous tous les rapports, aux indications à remplir, et la réputation de ses eaux ne court point le risque de se compromettre dans le traitement de la dyspepsie qui reconnaît pour cause une mauvaise hygiène.

Mais, lorsque la dyspepsie est sous la dépendance d'une faiblesse primitive ou acquise des organes digestifs, la bonne hygiène des stations thermales ne suffit plus, et il faut alors que les eaux exercent une action spéciale sur l'organe malade.

L'acide carbonique joue ici un rôle capital par l'excitation qu'il imprime à l'estomac, et par suite aux fonctions digestives.

De plus, les bicarbonates, qu'ils soient à base de soude ou de chaux, jouissent d'une espèce de spécificité dans ces sortes de maladies, et il suffit seulement, dans le choix à faire de la station, de bien mesurer les forces de son malade, pour ainsi parler.

Au nombre des stations les plus recommandables sous ce rapport, avons-nous dit dans notre ouvrage sur les *Eaux minérales de la France,* nous placerons *Vichy, Vals, Pouyues, Saint-Alban, Chaudes-Aigues, Vic-le-Comte* et *Vic-sur-Cère.* Vichy et Vals sont des eaux quelquefois trop fortes pour être supportées par les estomacs souffrants. Cette vérité est tellement incontestable que M. Durand-Fardel, dont l'opinion est d'un si grand poids en semblable matière, et par le talent qui le distingue et par la position honorable qu'il s'est faite à Vichy depuis un grand nombre d'années, la constate lui-même à l'article *Dyspepsie* de son dernier ouvrage : « Il ne manque qu'une chose à Vichy sous ce rapport, dit-il, ce sont des sources faiblement minéralisées. Aussi, lorsqu'à propos de toutes les sources minérales qui viennent à se découvrir ou à s'obtenir artificiellement à Vichy ou dans ses environs, on s'efforce de prouver qu'elles sont plus minéralisées ou plus fortes que leurs aînées, on a bien tort : ce ne sont pas les sources fortes qui manquent à Vichy, ce sont les sources faibles. »

Cette assertion de M. Durand-Fardel se vérifie tous les jours dans la pratique. Pougues, qu'une faible distance sépare de l'Allier, reçoit toutes les années des malades qui non-seulement n'ont pu supporter l'eau de Vichy, même coupée avec du lait, du vin ou de l'eau ordinaire, mais encore dont l'affection s'aggrave sous l'influence de cette eau minérale.

D'autres sources, au contraire, *Saint-Alban,* les deux *Vic, Chaudes-Aigues,* ont un degré de minéralisation trop faible, et n'agissent guère que par leur température élevée et par l'acide carbonique qu'elles contiennent.

Pougues tient le milieu entre ces deux extrêmes, et cette juste modération dans la quantité des principes minéralisateurs explique les succès que les malades y obtiennent, après avoir vainement essayé de *Vichy* ou de *Saint-Alban.*

Bien que, dans cette espèce de dyspepsie, l'eau de Pougues agisse surtout par les principes minéralisateurs qu'elle contient, et que, par conséquent, elle doive être prise en boisson, il ne faut pas en négliger l'usage externe; car l'expérience m'a appris qu'en cette occasion les bains et les douches secondent merveilleusement les effets de l'eau prise à l'intérieur, et qu'ils exercent, principalement les douches, une action tonifiante sur tout l'organisme, et à laquelle l'estomac ne saurait rester étranger.

Dans la troisième classe de dyspepsie que nous avons reconnue plus haut, et dans laquelle l'affection des voies digestives est sous la dépendance d'un état morbide préexistant, les eaux de Pougues ont une action fort différente selon la nature de la maladie-mère, si je puis ainsi dire, qui a donné naissance à la dyspepsie et l'entretient.

Pour être complet, il faudrait passer en revue tout le cadre nosologique; car, ne l'oublions pas, les fonctions digestives occupent une place si importante dans le jeu de notre organisme, qu'il n'est pas de troubles qui ne retentissent plus ou moins sur un appareil chargé de la nutrition et de l'entretien des forces de la vie.

Cependant, sans entreprendre une énumération longue et fastidieuse, nous devons signaler les états morbides qui, le plus ordinairement s'accompagnent de dyspepsie et surtout noter ceux sur lesquels l'eau de Pougues exerce une influence salutaire ou malheureuse.

Au nombre des affections dont la dyspepsie est un accident ordinaire, et qui trouvent dans l'eau minérale de Pougues une guérison assurée, il faut placer les maladies produites par un appauvrissement du sang, et par une faiblesse générale. La chlorose, l'anémie, la chloro-anémie, la scrofule, etc., expressions courantes d'un état déplorable du sang, rencontrent dans l'eau de Pougues tous les agents dont la thérapeutique habituelle a, depuis longtemps, dans ces cas, constaté les bons effets. Les alcalins à base de chaux, par leur action spéciale sur les troubles de l'estomac, facilitent l'absorption du fer qui, reconstituant les globules rouges du sang, porte dans toute l'économie des forces nouvelles et une nouvelle vie. — Ces affections, dont la dyspepsie n'est qu'un symptôme, doivent nous occuper plus loin et ne peuvent, par conséquent, nous arrêter davantage ici.

Après ces états morbides, dont toutes les manifestations cèdent à l'emploi de l'eau de Pougues, viennent se placer d'abord les maladies sur lesquelles l'usage des mêmes eaux n'exerce aucune influence, et ensuite les affections qui ne pourraient, sans dommage, être soumises au traitement par les sources qui nous occupent.

Parmi les premières nous rangerons le rhumatisme et les dermatoses, dont la dyspepsie n'est souvent qu'une répercussion, et qui trouvent dans les eaux thermales salines et sulfureuses une médication plus appropriée que dans les eaux alcalines froides. C'est ainsi que s'expliquent les guérisons de dyspepsie qui s'obtiennent à Plombières, à Néris, au Mont-Dore, à Saint-Sauveur, en un mot, dans les stations thermales à composition chimique très-différente.

Mais quand on considère que dans ces stations presque tout le mérite des eaux consiste dans leur thermalité et leur mode d'emploi, on se demande si, dans les affections légères de cette nature, on n'obtiendrait pas les mêmes avantages avec l'hydrothérapie, abstraction faite de la composition intime du liquide.

Il m'a été permis à Pougues de vérifier cette assertion : parmi le nombre considérable des dyspepsiques qui, chaque année, se rendent à cette station, j'en ai rencontré quelques-uns dont l'affection avait bien évidemment une origine soit rhumatismale, soit dartreuse. Quand la maladie mère n'avait point un caractère trop accentué et ne présentait aucun signe d'acuité, la dyspepsie, quelles que fussent d'ailleurs sa forme et sa gravité, cédait, non à l'eau de Pougues, prise en boisson, mais aux bains et aux douches chaudes auxquelles je faisais succéder, selon les cas, le massage et les frictions. Il se produisait ainsi une violente action du côté des muscles et de la peau qui rappelait vers ces organes soit le rhumatisme, soit la dermatose, dont le transport sur les voies digestives produisait la dyspepsie ; mais, il le faut reconnaître, quand la maladie mère était fort enracinée, les pratiques hydrothérapiques étaient insuffisantes, et alors il fallait recourir aux eaux spécifiques de ces affections : aux eaux thermales salines pour les unes, et aux eaux thermales sulfureuses pour les autres.

Enfin, les maladies qui doivent être impitoyablement exclues du traitement par les eaux de Pougues, malgré leur manifestation dyspepsique, sont les lésions organiques des voies digestives et toutes les affections de l'appareil respiratoire. Dans ce cas, non-seulement la dyspepsie ne se guérit pas, mais encore l'affection primitive est aggravée et les accidents les plus graves peuvent résulter de cet usage intempestif de l'eau.

Nous devons nous en tenir ici à ces simples indications, car le chapitre suivant de cet ouvrage est consacré aux maladies qu'il est inutile ou dangereux de traiter avec les eaux de Pougues.

2° GASTRALGIE.

La gastralgie est la névralgie de l'estomac dont le symptôme principal et constant est la douleur. Cette douleur n'est pas le résultat d'une pression sur l'épigastre ; elle est indépendante de toute cause extérieure, et n'existe que par le fait de la maladie, dont elle est la plus éclatante manifestation.

D'autres phénomènes non moins pénibles , mais moins constants que la douleur, peuvent aussi faire cortége à la gastralgie : ce sont les nausées, les vomissements et les mauvaises digestions.

Enfin, d'autres symptômes plus fugaces apparaissent quelquefois, tels que absence d'appétit, dégoût des aliments et, d'une manière beaucoup plus rare, besoins exagérés et déréglés d'alimentation.

Mais au point de vue hydrologique, le seul qui nous doive occuper ici, toute cette symptomatologie de la gastralgie est moins intéressante que la forme sous laquelle se présente l'affection ; car selon cette forme, elle est ou non tributaire des eaux minérales en général et en particulier des eaux de Pougues.

La gastralgie a trois manières d'être :

1° Elle est continue. C'est une forme grave, non-seulement à cause de la douleur dont la persistance finit par ébranler tout le système nerveux, mais encore pour les altération profondes que subit la nutrition, et qui jettent l'organisme dans un marasme et un dépérissement voisin de la mort.

2° Tout en étant continue, la gastralgie subit tantôt des rémittences, et tantôt des exacerbations, sous l'influence des causes les plus insignifiantes, et quelquefois même sans cause connue. Cette forme est moins dangereuse que la première , à cause des rémittences qu'elle présente, mais elle n'en exerce pas moins, par sa durée, un empire funeste sur l'économie.

3° Enfin, la gastralgie se montre par accès dont l'intensité, la durée et la fréquence dans un temps donné sont excessivement variables. C'est la forme la moins dangereuse, celle qui compromet le moins la vie des malades.

Sous le rapport hydrologique, la gastralgie continue ne doit attendre des eaux minérales qu'une aggravation et non un soulagement. L'excitation produite par n'importe quelle eau minérale serait un aliment de plus à l'irritation déjà existante, ce serait, comme on dit vulgairement, jeter de l'huile sur un brasier ardent.

Cependant cette règle n'est pas absolue, et il est des cas où la médication hydro-minérale peut avec avantage être appliquée à la gastralgie-continue : c'est lorsque l'affection de l'estomac est sous la dépendance de la chlorose, de l'anémie, ou de la chloro-anémie. Dans ces cas, la gastralgie n'est pas une maladie essentielle ; ce n'est plus qu'un symptôme qui doit disparaître avec l'état morbide qui l'entretient, et, comme les états chlorotiques et anémiques sont essentiellement tributaires des eaux minérales, il s'ensuit que la gastralgie continue, mais déterminée par un appauvrissement du sang, doit trouver sa guérison dans le traitement qui fera cesser la chlorose et l'anémie.

Mais en dehors de ces circonstances, je le répète, la gastralgie continue devra chercher dans la thérapeutique ordinaire des ressources qu'elle ne rencontrerait pas dans la thérapeutique hydro-minérale.

Nous appliquerons la même règle à la seconde forme de gastralgie, à moins, cependant, que les rémittences ne soient assez prolongées ; dans ce cas, le traitement par les eaux minérales peut offrir quelque avantage, mais à la condition, pourtant, de n'être appliqué que pendant les rémittences et le plus loin possible d'une exacerbation.

Un axiome analogue à ce dernier précepte peut être formulé à l'endroit de la gastralgie par accès ; c'est toujours, en effet, à une époque éloignée des crises que la médication thermale doit être invoquée, et ce n'est pas sans de graves inconvénients que l'on enfreint cette règle, qui souffre bien peu d'exceptions. Je ne saurais trop insister sur ce point, car j'ai vu des malades arriver à Pougues et condamnés à une inaction thérapeutique préjudiciable à leur santé et à leurs intérêts ; ce n'est point pendant la durée ni même au lendemain d'une crise que les malades se doivent mettre en route ; les fatigues du voyage aggravent le mal s'il existe, ou le rappellent s'il a cessé dès la veille ; dans l'un et l'autre cas les malheureux arrivent à Pougues, se couchent dans une chambre d'hôtel, où ils ne retrouvent ni leurs habitudes ni la consolation de la famille qu'aucune prévenance ne peut remplacer, et, circonstance aggravante de leur position, ils s'irritent et se désolent de ne pouvoir utiliser le temps marqué pour leur voyage.

Ces considérations, qui semblent peu importantes au premier abord, acquièrent une valeur capitale quand on entre dans les détails de la pratique, et, plus que personne, le médecin qui envoie un malade aux eaux en doit tenir grand compte.

Mais une fois cette règle observée, et le gastralgique ne se mettant en route qu'après un certain laps de temps écoulé depuis sa dernière crise, on peut fonder sur le traitement par les eaux de Pougues les espérances les plus favorables.

D'ordinaire, et pour prévenir une excitation trop forte chez des sujets irritables, comme le sont à peu près tous les gastralgiques, j'ai l'habitude, dont je me trouve d'ailleurs parfaitement bien, de commencer la boisson de l'eau minérale par des doses minimes, un demi-verre, un verre par jour, doses que j'augmente progressivement si l'estomac ne se révolte pas, et que je fixe au maximum à six verres par jour, trois le matin et trois le soir.

De même, pour l'usage externe de l'eau, je suis une marche lente, mais qui me paraît la plus sûre. Je débute presque toujours par un bain, dans lequel je fais ajouter soit du son, soit du bicarbonate de soude, selon l'irritabilité du sujet, et je renouvelle ce bain pendant quatre jours de suite; puis, sans renoncer complétement aux bains, je fais, pendant quatre ou cinq jours encore, administrer concurremment avec lui une douche froide en arrosoir, et ce n'est que lorsque je me suis ainsi assuré de l'état d'excitabilité du malade que j'abandonne les bains et ne recours plus qu'à l'action plus stimulante des douches.

Grâce à cette méthode si simple, et que l'expérience m'a démontré la meilleure, il est peu de gastralgiques venus à Pougues dans les conditions déterminées plus haut, qui n'aient obtenu une guérison complète ou, tout au moins, un adoucissement qui portait tout à la fois sur la fréquence, la durée ou l'intensité des crises.

3° ENTÉRALGIE.

L'entéralgie est la névralgie des intestins, comme la gastralgie est la névralgie de l'estomac.

Ces deux affections, parfaitement identiques, ne

diffèrent que par leur siége et par quelques symptômes dépendant de ce siége lui-même, comme par
exemple le vomissement pour la gastralgie et la diarrhée pour l'entéralgie.

Mais, au point de vue qui nous occupe, ces deux
affections se confondent entièrement, et nous ne pouvons qu'appliquer à l'entéralgie ce que nous venons
de dire relativement à la gastralgie.

MALADIES DES ANNEXES DE L'APPAREIL DIGESTIF.

Les organes dont les fonctions ou les produits con-
courent à l'accomplissement des fonctions digestives
sont le foie, la rate et le pancréas. Ces trois organes,
placés sur le parcours du canal alimentaire, versent
dans son intérieur des matériaux élaborés par eux, ou
agissent sur la digestion et l'assimilation par des rapports de voisinage dont nous ne connaissons pas toujours le secret, comme nous le montrerons à l'occasion
du pancréas.

Quoi qu'il en soit, le foie, la rate et le pancréas
doivent être considérés comme les annexes de l'appareil digestif et, par conséquent, l'étude de leurs maladies doit rentrer dans le cadre nosologique de cet appareil.

Nous allons donc aborder successivement celles des
affections de ces trois organes dont le traitement appartient au domaine des eaux minérales de Pougues.

1º MALADIES DU FOIE.

Par le volume qu'il présente, par la position qu'il occupe et par le rôle complexe qu'il remplit dans le bas ventre, le foie est, plus que tout autre organe peut-être, exposé à des maladies nombreuses et variées.

Nous n'avons point ici à les passer toutes en revue.

Quant à celles qui ressortent de notre sujet, nous les diviserons en trois classes :

1º Les maladies du foie sans lésions organiques ni productions anormales, et comprenant le cadre important des névralgies et des névroses;

2º Les maladies du foie avec altération de tissu, qu'elles soient ou non accompagnées de productions anormales. Dans cette classe viennent se ranger l'hépatite chronique, l'engorgement et les dégénérescences de toutes sortes ;

3º Enfin, les maladies à productions anormales, qu'elles soient ou non accompagnées de lésions organiques et parmi lesquelles se placeront principalement le diabète et les calculs hépatiques.

Tel est l'ordre que, pour la facilité du discours, nous croyons devoir adopter en cette place.

1º MALADIES DU FOIE SANS LÉSIONS ORGANIQUES NI PRODUCTIONS ANORMALES.

Névralgie.

Comme dans toutes les affections névralgiques, le

caractère dominant, et ici l'on pourrait même dire presque unique, est la douleur. Tantôt celle-ci est fixe, vive, lancinante; tantôt, au contraire, sourde et diffuse; quelquefois, après avoir été sourde, elle devient aiguë et gêne la respiration, la parole et le mouvement; d'autres fois, elle persiste au même degré, et est caractérisée par un sentiment de pression, de chaleur ou de déchirure.

Cette douleur ne s'accompagne jamais de fièvre; rarement elle amène un ictère, mais elle peut être suivie, quand elle se renouvelle souvent, d'un engorgement hépatique.

Presque toujours la névralgie qui nous occupe revêt le caractère intermittent; mais ses accès affectent, comme dans toutes les névralgies, une périodicité dont la fréquence, la durée et l'intensité sont essentiellement variables. Quelques femmes ont régulièrement chaque mois une hépatalgie plus ou moins violente, qui cède ordinairement avec l'apparition du sang menstruel; d'autres, chlorotique ou anémiques, voient les accidents nerveux dont leur état général s'accompagne, se fixer sur le foie et passer ensuite à d'autres organes.

Sans parler des douleurs hépatalgiques qu'entraîne souvent une maladie aiguë soit du foie, soit de tout autre organe de l'appareil digestif, il est une circonstance qui donne presque toujours lieu à des douleurs analogues et qui doit nous arrêter un instant ici.

Cette circonstance est la présence d'un calcul hépatique et son passage à travers les voies biliaires. Les souffrances éprouvées en pareil cas sont si vives, si intenses et si connues qu'elles sont désignées partout sous le nom de *coliques hépatiques*.

Ces coliques, ainsi que nous l'avons déjà dit, se confondent tellement avec les douleurs névralgiques qui nous occupent en ce moment, que, dans le plus grand nombre de cas, il est fort difficile de les distinguer les unes des autres. La preuve matérielle et palpable du calcul peut seule éclairer le diagnostic d'une manière certaine.

Ce point fort délicat de médecine pratique, et sur lequel la thérapeutique ordinaire doit être positivement fixée, n'a pour nous qu'une importance secondaire, pour ainsi dire, car les deux affections sont également tributaires des eaux de Pougues.

Nous ne nous arrêterons donc pas davantage ici, parce qu'une place leur est réservée plus loin, aux coliques hépatiques produites par la présence d'un calcul, et nous revenons à la névralgie du foie qui nous doit seule occuper en cette place.

L'eau minérale n'étant pas immédiatement et directement en contact avec les nerfs souffrants, et ne pouvant par sa présence en augmenter l'irritation, ainsi que cela arrive dans la gastralgie, et l'entéralgie, les règles que nous avons posées à l'occasion de ces deux maladies pour l'époque de leur traitement par l'eau de Pougues, ne sont point applicables à l'affection dont nous parlons à cette heure. Il importe donc peu que l'hépatalgie soit continue ou intermittente, et, dans ce dernier cas, que les accès soient plus ou moins éloignés du moment de la médication.

Pour celle-ci, l'emploi extérieur de l'eau de Pougues a une importance égale à son usage interne, et l'on ne peut espérer triompher de la maladie qu'en associant à la boisson les bains et les douches de toutes sortes.

Sous ce dernier rapport, il convient de débuter par des bains assez prolongés, et par des douches chaudes, en arrosoir ou en jet, dirigées sur la région du foie ; puis, si la constitution du malade n'est pas trop irritable, on passe aux douches froides sur tout le corps d'abord, et sur le foie ensuite, en ayant soin de déterminer après la douche une forte réaction du côté de la peau, soit par des frictions, soit par la marche. Si l'irritabilité du malade est extrême et qu'il soit à craindre qu'elle n'augmente encore sous l'impression d'une eau à basse température, il faudra revenir aux douches de vapeur et déterminer ensuite une sudation plus ou moins abondante.

Quelquefois ces moyens ne suffisent pas à triompher de la maladie dans une saison, et il est alors nécessaire de prolonger son séjour à Pougues ; cependant le temps de la médication dépasse rarement un mois, et nous avons presque toujours vu les névralgies hépatiques céder complétement au bout de ce temps.

2° MALADIES DU FOIE AVEC LÉSIONS ORGANIQUES.

Hépatite chronique, engorgement du foie.

Sous le nom d'hépatite chronique on a désigné toutes les altérations du foie qui ne s'accompagent pas de réaction fébrile, et l'on a ainsi confondu des affections très-différentes entre elles par leur origine, leurs symptômes et leur traitement; il suffit de nommer l'*induration,* le *ramollissement,* l'*hypertrophie,* l'*atrophie,* la *cyrrhose,* l'*état graisseux,* les *tubercules,* les *kystes* et le *cancer.*

On prévoit déjà qu'au point de vue où nous sommes placés, il nous faut faire des distinctions importantes et élaguer de notre cadre les dégénérescences qui ne sauraient y trouver place, telles que le ramollissement, l'atrophie, la cyrrhose, les tubercules, les kystes et le cancer; il ne nous reste donc plus que l'hépatite chronique proprement dite, dans l'histoire de laquelle viennent se fondre, comme phénomènes consécutifs, l'induration, l'hypertrophie et l'état graisseux que nous désignerons par le mot commun d'engorgement, tout en ayant soin d'indiquer à chacun ce qui lui revient.

L'hépatite chronique succède dans certains cas à la forme aiguë, mais le plus souvent elle est primitive et survient d'emblée.

Dans le premier cas les symptômes généraux disparaissent, mais l'hypocondre droit reste tendu, douloureux seulement à la pression; la langue est chargée d'un enduit jaunâtre; l'appétit est presque nul et très-promptement satisfait; les conjonctives offrent une teinte jaunâtre; le malade se plaint de faiblesse, de lassitude; la voix même a perdu son timbre ordinaire; le caractère est changé, il est inquiet, morose; peu à peu les digestions se dérangent; enfin au bout de plusieurs mois, ou même de plusieurs années, si la médecine n'est pas intervenue victorieusement, le malade finit par succomber avec tous les symptômes de ce que les anciens appelaient la *phthisie hépatique.*

Lorsque l'hépatite chronique est survenue spontanément, elle dure souvent depuis longtemps sans que l'on ait pu en soupçonner l'existence. Il y a seulement quelques troubles du côté de la digestion. Bientôt le caractère s'aigrit, devient plus irritable, le malade éprouve un malaise vague, des lassitudes, un sentiment de plénitude vers l'hypocondre droit, puis, dans cette même région, des douleurs obtuses profondes, d'abord passagères, devenant progressivement plus rapprochées et enfin continues ; le ventre se tuméfie, surtout vers sa partie supérieure, et le palper permet de reconnaître la tuméfaction du foie ; parfois la peau est colorée en jaune, les fonctions digestives sont notablement altérées et l'amaigrissement arrive d'une manière sensible. Assez généralement le malade est constipé et ses matières fécales sont dures, argileuses ; les urines sont épaisses, d'un jaune orangé, comme huileuses ; vers la fin les selles deviennent liquides et blanchâtres, ou bien, au contraire, noires, bilieuses et d'une extrême fétidité.

Les détails dans lesquels nous venons d'entrer relativement à la symptomatologie de l'hépatite chronique, se légitiment par la place que les eaux minérales occupent dans le traitement de cette maladie ; il n'est pas un médecin qui ne connaisse l'action résolutive des eaux alcalines, qu'elles soient à base de soude ou de chaux, et aussi des eaux qui contiennent de la magnésie.

On ne s'étonnera donc pas que les eaux de Pougues, qui sont tout à la fois alcalines et magnésiennes, jouissent d'une efficacité au moins égale à celle des sources de Vichy, d'Ems et de Carlsbad, en Bohême. Si le cadre que nous nous sommes imposé pouvait admettre le récit des faits observés par nous, on verrait que Pougues est aussi *mervcilleusement* efficace que les stations thermales que nous venons de citer, et que, nous renfermant dans les limites de la France, il doit être mis en première ligne à côté de Vichy.

Avec la boisson d'eau minérale dont la dose doit être de six à huit verres par jour, il est indispensable de recourir aux bains et quelquefois aux douches : les bains sont au moins d'une heure et les douches, lorsque la sensibilité du foie le permet, sont dirigées, en arrosoir ou en jet, sur l'hypocondre droit.

C'est ici qu'il faut surtout combattre la constipation, si elle se montre, et même ne pas craindre, si l'état du tube digestif ne s'y oppose pas d'une manière formelle, de donner deux ou trois fois, pendant le traitement par l'eau minérale, une demi-bouteille et même une bouteille entière d'eau de Sedlitz.

3° MALADIES DU FOIE AVEC PRODUCTIONS ANORMALES.

A. — Calculs et coliques hépatiques.

D'une manière générale on donne en médecine le nom de calcul à des concrétions inorganiques, formées accidentellement dans le parenchyme, dans la cavité ou dans les conduits excréteurs de certains organes.

Celles de ces concrétions qui se rencontrent dans les voies biliaires et que, pour ce motif, on appelle *cholélithes,* vont seules nous occuper en cette place.

Les calculs biliaires n'affectent un siége spécial ni pour leur formation ni pour leur séjour ; on en a trouvé dans toutes les parties de l'appareil bilieux, depuis les radicules du canal hépatique jusqu'au canal colédoque et l'intestin. Cependant, ainsi que nous le dirons tout à l'heure, la vésicule est le lieu de prédilection de ces calculs, et c'est dans cet organe qu'on les rencontre le le plus fréquemment et en plus grand nombre.

Rarement, en effet, ils sont isolés, à moins que leur grosseur ne soit considérable ; ils s'élèvent ordinairement de deux à dix, mais ce chiffre peut être dépassé, et on a vu la vésicule tellement remplie et distendue, qu'à l'extérieur elle paraissait raboteuse ; quand le calcul est unique, il acquiert parfois un gros volume, comme celui dont Meckel donne la description et qui avait 15 centimètres de longueur, 6 de diamètre et 13 de circonférence.

Dans d'autres circonstances, les concrétions biliaires, loin de présenter une masse compacte, ont la ténuité de grains de sable ou de poussière, et constituent alors ce qu'on appelle la gravelle hépatique. Au point de vue de la douleur, ainsi que nous le dirons tout à l'heure, cette circonstance est la plus heureuse ; mais hâtons-nous d'ajouter qu'une concrétion sous forme de poussière finit presque toujours, si on ne la tarit, par prendre le volume d'un calcul.

La forme que celui-ci affecte varie avec les circonstances au milieu desquelles il se développe : quand il est unique, sa forme est ordinairement arrondie ou ovalaire, et porte l'empreinte des parties qui pressent sur lui. Les calculs multiples sont, au contraire, comprimés en divers sens, aplatis, et offrent des facettes qui correspondent aux points où ils se touchent; il en résulte des bords et des angles qui, dans les pérégrinations des calculs, déchirent et enflamment les parois des conduits qu'ils traversent ; quelquefois ils s'imbriquent les uns dans les autres, présentent des cavités et des cannelures, et affectent, quand plusieurs sont ainsi réunis, l'aspect d'un chapelet.

La consistance des calculs biliaires est assez faible : à l'état frais, ils s'écrasent avec la plus grande facilité, en laissant aux doigts la sensation d'une poudre grasse; quand ils sont anciens, ils deviennent très-friables, et, quands ils ont un certain volume, il suffit d'un léger coup pour les mettre en éclats.

La couleur de ces calculs est essentiellement variable et tient évidemment, quoiqu'on ait voulu l'expliquer par l'influence de l'âge, à la compostion chimique dont nous allons parler, et surtout à la proportion de matière colorante qui s'y trouve. Le plus ordinairement, ces corps sont d'un brun verdâtre, quelquefois d'un gris cendré, et quelquefois aussi complétement noirs. Des calculs blancs, rouges, bleus ont été également observés, mais beaucoup conservent longtemps la couleur aune que leur donne la bile.

Des divers agents qui entrent dans la composition

de cette humeur, deux seulement, la cholestérine et la matière colorante, semblent se partager le privilége de donner naissance aux calculs biliaires ; on ne rencontre guère, en effet, dans ceux-ci que ces deux substances dont la prédominance de l'une impose au calcul les caractères qui lui sont propres.

De cette façon, et en dehors de quelques exceptions dont nous dirons un mot tout à l'heure, il n'y a que deux sortes de calculs : 1º les calculs du cholestérine ; 2º les calculs de matière colorante.

1º *Calculs de cholestérine.* — Si la cholestérine pure entrait seule dans leur composition, ces calculs seraient parfaitement blancs et cristallins ; mais ils contiennent presque toujours plus ou moins de matière colorante, dont la proportion n'est cependant pas suffisante pour masquer les propriétés physiques et chimiques de la cholestérine que présentent ces calculs, et que nous ne pourrions rappeler ici sans sortir du cadre que nous nous sommes tracé.

2º *Calculs de matière colorante.* — Ces calculs, plus pesants que ceux de cholestérine, sont incontestablement les plus communs et sont ceux qui présentent cette variété de coloration dont nous avons parlé plus haut. La proportion de cholestérine qu'ils renferment est loin d'être constamment la même, elle varie de 1 à 50 pour 100 de matière colorante. Celle-ci offre les mêmes caractères que ceux qui ont été constatés dans la matière colorante de la bile, et par conséquent ne doit pas nous arrêter davantage.

3º *Calculs mélaniques.* — M. Fauconneau-Dufresne,

qui a fait des maladies du foie une étude spéciale, admet une troisième espèce de calculs qu'il appelle *mélaniques*, et dont on nous permettra de lui emprunter la description suivante : « Nous rangeons sous cette dénomination, dit-il, plusieurs variétés de calculs noirs, dont les caractères chimiques diffèrent cependant d'une manière notable des calculs mélaniques charbonneux et des calculs mélaniques résineux.

» Lorsqu'on a enlevé aux calculs *charbonneux*, par les dissolvants ordinaires, tels que l'eau, l'alcool, l'éther, les acides et les alcalins, la petite quantité de matière qui y est soluble, il reste une masse insoluble, foncée en couleur et insipide, qui, exposée à l'action du calorique, ne tarde pas à se charbonner et à brûler sans se fondre, en donnant lieu à une odeur empyreumatique animale. D'après M. Bérard, professeur de chimie à Montpellier, ces calculs dépendraient d'une altération de la matière colorante, altération où la proportion du carbone serait notablement augmentée. Ce qui démontre qu'ils ne sont pas formés de charbon pur, c'est qu'ils ne sont pas décolorés par le chlore.

» Quant aux calculs mélaniques *résineux*, il faut remarquer que leur rareté doit dépendre de ce qu'il existe peu de conditions favorables à la solidification du principe essentiel de la bile, en raison de sa grande solubilité dans l'eau. La science ne possède qu'un petit nombre de faits pour admettre cette variété de calculs, etc., etc. »

Le même auteur admet enfin une quatrième variété

de calculs biliaires, plus rares encore que les précédents et qui seraient formés par des substances salines.

Quoi qu'il en soit, hors ces cas exceptionnels, les parties constituantes des cholélithes se trouvent toutes préparées dans la bile, car on sait, grâce au microscope, que la matière colorante n'est pas entièrement dissoute dans l'humeur biliaire, et que la cholestérine y est à l'état de suspension, de telle sorte qu'on peut dire que les concrétions hépathiques existent incessamment à l'état d'embryon, et qu'il suffit, pour qu'elles deviennent corps palpables, d'une de ces causes générales qui troublent l'équilibre établi entre la sécrétion et l'absorption.

Parmi ces causes, les unes sont physiologiques et les autres pathologiques.

Au nombre des premières on a rangé l'âge, le sexe, le tempérament, l'hérédité, les saisons, les climats et la disposition anatomique des voies biliaires.

Les causes pathologiques sont les conditions qui interceptent ou ralentissent le cours de la bile et une mauvaise alimentation.

Quelques-unes des causes physiologiques ont une influence dont il n'est pas toujours facile de se rendre compte : ainsi l'âge de 30 à 40 ans est, d'après des relevés statistiques, celui qui a présenté le plus grand nombre de calculs biliaires ; puis vient l'âge de 40 à 60 ans et enfin celui de 70 à 80 ; de même, le sexe féminin semble plus que le sexe masculin disposé à l'affection calculeuse du foie.

Les autres, au contraire, tels que le tempérament

bilieux, l'hérédité, la disposition anatomique de l'appareil biliaire, se prêtent à une explication rationnelle et peuvent être admises sans peine comme causes prédisposantes.

Des conditions pathologiques capables d'intercepter ou de ralentir le cours de la bile, nous éloignerons tout d'abord les corps étrangers, dont la présence est excessivement rare dans les voies biliaires, et nous placerons en première ligne la vie sédentaire, la vie de cabinet, ainsi que les travaux qui forcent le corps à se tenir longtemps penché en avant.

Puis toutes les circonstances qui, d'une manière ou d'une autre, agissent sur la nutrition elle-même ou sur ses résultats, tels que l'hypocondrie, les chagrins, les passions tristes, l'augmentation de la transpiration, l'excitation de la sécrétion urinaire et intestinale, etc., etc.

Enfin les maladies, telles que la chlorose et l'anémie, qui, en diminant l'énergie des fonctions vitales, enlèvent aux organes une grande partie de leur activité.

L'influence de l'alimentation sur la production des calculs biliaires a été diversement appréciée ; on en a tour à tour accusé les aliments acides, âpres, secs, crus, farineux, gras, indigestes, les vinaigres, les spiritueux, la bierre récente, etc. Mais sans contester d'une manière absolue le pouvoir de ces alimentations diverses, nous ferons remarquer qu'il est difficile de se rendre compte des modifications éprouvées par le sang de la veine porte, et que, pour comprendre l'influence funeste de ces nutritions, comme d'ailleurs

de presque toutes les causes que nous avons énumé-
rées plus haut, il est indispensable d'admettre une
diathèse bilieuse ou calculeuse en dehors de laquelle
les circonstances dont il s'agit sont sans action, comme
l'expérience le prouve.

Quoi qu'il en soit de l'activité de ces causes et de
la réalité de la diathèse que nous soutenons, partout où
la bile se forme, coule ou séjourne, des calculs peuvent
se former. On en trouve dans les radicules et les racines du conduit hépatique, dans la vésicule, dans le
conduit cystique et dans le conduit cholédoque ; mais
les altérations anatomiques et partant les symptômes
qu'elles produisent varient selon les organes qui les
contiennent, et, pour compléter le tableau que nous
nous sommes tracé ici, il nous reste à décrire briève-
ment les phénomènes qui caractérisent la présence
d'un calcul dans chacune des parties de l'appareil
biliaire.

Des calculs dans les racines du conduit hépatique.—
C'est dans cette portion des voies biliaires que les concrétions se présentent le plus rarement sous le volume
de calculs. Quand ils s'y rencontrent, ils sont tantôt à
l'état de poussière, et tantôt sous forme de petits grains
ou de grumeaux de volume inégal, irréguliers, grisâtres,
brunâtres, noirâtres, verdâtres, qui, suspendus dans
la bile, en suivent exactement le cours.

Ils constituent, à proprement parler, la gravelle
biliaire.

Comme ces concrétions ne prennent presque jamais
un volume considérable, qu'elles circulent avec la bile

et par conséquent n'en interceptent pas le cours, elles ne trahissent leur présence que par des symptômes excessivement fugaces, tels qu'une sensation plutôt pénible que douloureuse du côté du foie, n'ayant de fixité ni dans son siége ni dans sa durée. Chez les personnes essentiellement disposées aux affections nerveuses, cette sensation s'irradie dans l'abdomen, dans le thorax et quelquefois jusque dans l'épaule droite. Mais, nous le répétons, hormis des cas très-exceptionnels, jamais cette gène ou ce malaise ne prennent le caractère d'une véritable souffrance.

Des calculs dans le conduit hépatique. — Grâce à sa disposition anatomique, ce conduit donne rarement asile aux concrétions biliaires; celles-ci en effet ne pourraient guère se former en cet endroit où la bile ne séjourne jamais, et où ce liquide est incessamment en mouvement. Cette formation ne se concevrait que dans le cas où des brides ou une obstruction existeraient, ou même si les calculs y arrivaient avec un volume capable de résister à l'action entraînante de la bile. Mais comme l'existence de brides ou d'une obstruction quelconque dans le conduit hépatique est la chose du monde la plus rare, et comme, d'autre part, les concrétions qui arrivent des radicules sont, ainsi que nous venons de le dire, à l'état de gravelle et par conséquent toujours en suspension dans le liquide biliaire, il en résulte que la formation de calculs dans le conduit hépatique appartient au domaine de la théorie bien plus qu'à celui de la réalité; ce serait donc outre-passer le cadre que nous nous sommes tracé que de noter les symptômes d'une affection douteuse.

Des calculs dans la vesicule. — De tout l'appareil biliaire, c'est la vésicule qui est le foyer le plus ordinaire des cholélithes, et de ceux surtout qui offrent le volume le plus considérable. Là, en effet, ces concrétions trouvent les conditions les plus favorables à leur formation, car le repos prolongé auquel y est soumis la bile facilite singulièrement l'union des molécules qui y sont suspendues ; c'est dans le fond de ce réservoir qu'on les rencontre d'ordinaire , mais on comprend que le moindre mouvement les dérange et les fasse changer de position.

La capacité de la vésicule et la formation graduelle des calculs rendent compte du peu de douleur ressentie dans le cas qui nous occupe, alors que la concrétion est constituée par un seul cholélithe ou, dans le cas contraire, alors que les calculs sont en petit nombre ; dans ces conditions, en effet, ces corps, légers par eux-mêmes, soutenus par la viscosité de la bile, n'irritent point les parois du réservoir qui d'ailleurs, grâce à leur formation graduelle, s'est insensiblement habitué à leur présence.

Mais il n'en est plus de même lorsque les concrétions sont en grand nombre, ou lorsqu'elles ont un volume considérable ; elles déterminent alors de la gêne, de la tension, de la pesanteur, une douleur sourde, la sensation d'un corps qui se porte d'un côté à l'autre.

Ces phénomènes ne sont pas toujours aussi légers ; ils prennent quelquefois un caractère très-douloureux, lorsque le calcul, pressant fortement contre les parois de la vésicule, enflamme la muqueuse et y détermine des ulcérations ou des abcès. Dans ces cas les souffrances éprouvées par le malade peuvent devenir très-intenses et, de l'hypocondre droit s'irradier à l'hypocondre gauche, au dos, à l'épaule droite et même dans tout le thorax ; plus vives après une longue marche ou une violence extérieure, elles sont augmentées mécaniquement par les pressions qu'impriment à la vésicule les états alternatifs de plénitude et de vacuité des organes digestifs ; quelquefois des vomissements surviennent et sont déterminés par la pression que le calcul exerce sur le pylore, à travers la vésicule elle-même.

Enfermés dans cette espèce de prison, les cholélithes y subissent des destinées diverses : les uns, et c'est le plus grand nombre, y séjournent indéfiniment sans amener de graves lésions ; les autres, et ce sont les plus rares, s'ouvrent dans l'intestin une route pathologique et peuvent ainsi déterminer des accidents mortels; quelques-uns enfin s'engagent dans le conduit cystique où ils occasionnent ces douleurs épouvantables connues sous le nom de *coliques hépatiques*.

Il nous faut donc arrêter à ces derniers, dont l'histoire est, sous tous les rapports, intéressante.

Des calculs dans le conduit cystique. — Bien que des calculs de toute forme et de toute consistance aient été trouvés dans le conduit cystique, il est néanmoins incontestable qu'une forme allongée, qu'un petit volume et qu'une sorte de malléabilité, si je puis ainsi dire, sont des conditions qui faciltent leur passage de la vésicule dans le canal qui lui fait suite ; mais ces circonstances,

5.

pour être favorables à une telle pérégrination, ne sont pas indispensables, car, nous le répétons, des calculs très-durs et très-gros se sont engagés dans le conduit cystique par leur extrémité la plus renflée et quelquefois même en travers. Leur marche n'a rien de régulier : tantôt ils s'arrêtent à l'entrée du conduit qu'ils déforment; tantôt, après avoir franchi la valvule, ou ils retournent sur leurs pas et sont replongés dans la vésicule, ou ils séjournent sur un point pendant un temps plus ou moins long, ou ils continuent leur route, entraînés par la bile, jusqu'au canal colédoque.

Dans tous les cas, et lorsque surtout le calcul est un peu volumineux, on comprend que cette pérégrination ne s'effectue pas sans une dilatation forcée du canal, et que, de cette violence, peuvent résulter des accidents funestes ou tout au moins des phénomènes très-douloureux.

Nous n'avons pas ici à parler des premiers, qui ne sauraient entrer dans le domaine de la thérapeutique thermale; mais nous devons nous arrêter aux seconds, qui réclament, avec raison, les bénéfices de cette médication.

Ces phénomènes, ainsi que nous l'avons déjà dit, sont connus sous le nom de *coliques hépatiques.*

Les symptômes par lesquels s'annoncent les coliques hépatiques sont essentiellement variables et dépendent du plus ou moins de difficultés que les calculs éprouvent à traverser le canal cystique. Ces difficultés peuvent tenir soit à l'étroitesse du canal lui-même, soit à la grosseur ou à l'irrégularité du cholélithe; le tempé-

rament du malade joue également un rôle dans l'intensité de ces douleurs, car l'on comprend qu'une personne nerveuse, névropathique, à fibres sèches, res-
sentira plus vivement ces souffrances qu'une personne
lymphatique, dont la mollesse des fibres permettra un
facile passage au calçul.

C'est surtout quelques heures après les repas que les
coliques hépatiques se montrent, alors que la bile cystique se précipite dans l'intestin pour concourir à l'acte
de la digestion. Ce résultit est produit tout à la fois par
les contractions du canal qui font cheminer l'humeur
biliaire, et par la marche de cette humeur elle-même
qui entraîne le calcul. D'autres circonstances, telles
qu'une chute, un effort, une impression morale vive,
en faisant violemment contracter le diaphragme et les
muscles de l'abdomen, peuvent aussi devenir des causes
occasionnelles des coliques hépatiques.

Dès que les concrétions biliaires, dit M. Fauconneau-
Dufresne, s'engagent dans le canal cystique, presque
tous les malades éprouvent, au même moment, des
douleurs précordiales et épigastriques plus ou moins
vives, accompagnées de nausées, de vomissements et
d'un sentiment de défaillance. Après ce premier trouble,
la douleur se localise en quelque sorte. Elle se fait ordinairement sentir un peu à droite de l'épigastre, quelquefois en même temps à la partie correspondante du
dos. Assez souvent c'est un sentiment douloureux de
constriction presque égal dans les deux hypocondres.
Cette douleur est en général très-vive et parfois si
intense qu'elle surpasse celle de l'inflammation des par-

ties les plus sensibles du corps : elle est atroce, suivant le dire de quelques malades. Une syncope véritable peut être la conséquence de son premier développement. On l'a comparée à un pincement, un frétillement, un déchirement, à une vrille qui traverserait le corps, à une lame rougie au feu qui passerait de l'épigastre au dos, etc. Il n'est pas rare qu'elle s'étende dans tout l'hypocondre droit, dans le gauche, au sein, au cou, à l'épaule du côté droit, le long du trajet des nerfs diaphragmatiques, dans les parties inférieures de l'abdomen, etc.

Bientôt le trouble se communique à toute l'économie et il arrive même que la région du foie attire moins l'attention que l'état général. On voit alors des malades en proie à une agitation continuelle, ne trouvant aucune position du corps qui allége leur souffrance. Les uns se croisent les bras sur l'épigastre et cherchent à se soulager en le comprimant de cette manière, s'accroupissent, se livrent à un balancement régulier, en poussant des gémissements. D'autres, éperdus par l'excès de la douleur, se roulent sur leur lit, sur le sol de leur appartement, poussent des cris aigus, se lamentent, font entendre l'accent du désespoir, appellent la mort à leur secours, veulent se précipiter par la fenêtre ou mettre fin, de toute autre manière, à leur existence. Les forces sont quelquefois exaltées, quadruplées, et tous les muscles du corps dans un état de contraction spasmodique. Les yeux sont hagards, menaçants ; le visage est enflammé ou altéré.

Au milieu de cet état de souffrance générale, on

comprend combien les désordres sympathiques doivent être nombreux, intenses et variés ; il est difficile d'en tracer exactement le tableau, car ils empruntent leur physionomie à une foule de circonstances qui ne peuvent trouver place ici.

La durée de la crise n'a rien de fixe : elle varie de quelques heures à plusieurs jours, pendant lesquels de courtes rémissions se font sentir.

Mais, au moins, tant de souffrances sont-elles le prix auquel s'obtient l'expulsion de tous les calculs de la vésicule, et le malade peut-il espérer le calme jusqu'à la formation de nouveaux cholélithes? Hélas! cette consolation n'est pas toujours permise, car s'il est des cas où la vésicule se vide complétement, il en est d'autres, et ce sont malheureusement les plus communs, où les coliques hépatiques, quelle que soit leur durée, n'entraînent qu'une partie des calculs que renferme le réservoir biliaire. Aussi, après une première crise, le malade doit toujours être sur ses gardes et ne pas s'endormir dans une sécurité trompeuse et funeste.

Des calculs dans le conduit cholédoque. — Après les souffrances horribles des coliques hépatiques, l'arrivée du calcul dans le canal cholédoque est le signal d'un apaisement notable de tous les désordres ; ce n'est point à dire que la présence du cholélithe dans ce conduit ne se traduise par aucune douleur ; loin de là ; mais l'intensité de ces douleurs est si faible en comparaison de celle des coliques hépatiques, que le malade éprouve un réel soulagement, un véritable bien-être. Ce résultat est dû à la disposition anatomique dès conduits par lesquels passe le calcul pour arriver jusqu'à l'intestin, et qui donne au canal cholédoque un diamètre plus grand qu'au conduit cystique et au conduit hépatique.

Cependant le calcul se place quelquefois en travers et peut alors renouveller tous les phénomènes de la colique hépatique, et même déterminer une ictère en interceptant le cours de la bile.

Les sels alcalins ont été de tout temps préconisés pour le traitement de l'affection calculeuse du foie ; ils n'ont aucune action dissolvante sur la cholestérine toute formée, il est vrai, mais il peuvent en prévenir la formation en saponifiant les matières grasses contenues dans le sang.

De plus, les alcalis dissolvant très-bien la matière colorante et le mucus, qui, ainsi que nous l'avons vu, participent toujours plus ou moins à la composition des cholélithes, il arrive que la cholestérine se trouve désagrégée et peut être, par conséquent, plus facilement expulsée.

Les eaux alcalines ont donc la propriété de rendre la bile tout à la fois plus liquide et plus abondante, double condition qui favorise l'entraînement des grumeaux cholestériques ou autres qui se peuvent rencontrer dans les voies biliaires.

C'est à ce titre que les eaux alcalines de Pougues sont employées avec avantage dans le traitement de l'affection qui nous occupe.

Mais il ne faut pas se borner à les prescrire à l'intérieur, leur usage externe, surtout en bains, est également nécessaire; car il faut, comme nous l'avons dit, non-seulement saponifier les matières grasses contenues dans le sang, mais encore rendre la bile plus fluide, double résultat auquel concourt puissamment l'absorption par la vaste surface de la peau.

De plus, les douches et les frictions sur l'hypocondre droit ne doivent point être négligées; elles stimulent les organes biliaires qui, sous l'influence de cette opération, se débarrassent plus facilement des calculs qu'ils contiennent.

Pour répondre à ces diverses indications et retirer des eaux de Pougues tous les bénéfices qu'on est en droit d'en attendre, j'ai l'habitude de combiner la boisson avec les bains et les douches, et de recommander aux malades une sobriété que les vertus apéritives de l'eau rendent quelquefois difficile à observer.

B. — *Diabète.*

Quelle que soit la théorie que l'on adopte, il faut ranger le diabète parmi les maladies de l'appareil digestif ou de ses annexes, et le distraire du cadre des affections des voies urinaires; la présence du sucre dans les urines ou l'abondance exagérée de ces dernières, tout en étant des phénomènes importants de la maladie, ne sont en définitive que des symptômes, et il importe, avant toutes choses, de nous garder de la médecine des symptômes.

Sous le nom de diabète, on désignait autrefois une

foule d'états maladifs que les progrès successifs de la science sont parvenus à distinguer les uns des autres ; aujourd'hui on n'admet guère plus que deux espèces de diabète : l'une est caractérisée par une abondance excessive des urines ; et l'autre est marquée par la présence du sucre dans les urines.

Le diabète de la première espèce est dit acqueux, ou insipide ou *polyurie* ; celui de la seconde est désigné par l'épithète de sucré, et est dit *glucosurie*.

La polyurie n'est pas ordinairement une maladie grave. Cardan a rendu, pendant quarante ans, de 60 à 100 onces d'urine par jour, sans qu'il ait éprouvé le moindre dérangement de santé, pas même un peu d'amaigrissement. C'est une affection plutôt fatiguante que dangereuse, et qui ne saurait trouver place dans le cadre que je me suis tracé. Je n'aurai donc à m'occuper ici que de la glucosurie ou diabète sucré.

Cette maladie est caractérisée par une excrétion très-abondante d'urine contenant toujours une matière saccharine cristallisable, analogue au sucre de fécule, et accompagnée d'une augmentation notable de l'appétit, d'une soif inextinguible et d'un amaigrissement progressif.

Bien que la présence du sucre dans les urines ait été constatée dans différents états, soit physiologiques soit pathologiques, ce phénomène n'en est pas moins resté le symptôme caractéristique de la maladie qui nous occupe, à ce point qu'il lui a imposé les noms qu'elle porte, glucosurie et diabète sucré.

Quelle est donc l'origine de ce sucre ? par quel mécanisme ou par quelle suite de transformations organiques se forme-t il en si grande abondance dans l'économie, et vient-il se mêler aux produits de la sécrétion renale? Plusieurs explications ont été proposées pour la solution de ce problème : M. Bouchardat l'attribuait à la présence dans l'estomac d'un excès de ferment glucogénique; Polli y voyait une cardialgie saccharigène ; Dezeimeris admettait la même cause, mais la plaçait dans le tube intestinal ; Reynoso l'expliquait par une diminution dans les facultés comburantes du système des forces vitales préposées au maintien de la chaleur animale, particulièrement dans le poumon ; M. Mialhe, admettant, comme Reynoso, ce défaut de combustion des aliments dits respiratoires, en accusait l'acidité ou l'insuffisance de l'alcalinité du sang ; enfin M. Cl. Bernard, après avoir constaté que le foie est doué de la singulière propriété de sécréter du sucre, veut que la glucosurie ne soit pas autre chose que l'exagération morbide de la production de la matière glucogénique sécrétée par le foie.

Cette dernière explication, qui a pour elle l'avantage d'être déduite d'un fait physiologique mis aujourd'hui hors de doute par des expérimentations répétées, classe le diabète parmi les maladies du foie avec productions morbides, et explique la place que nous lui avons réservée ici.

Quoi qu'il en soit, les symptômes qui caractérisent la glucosurie se tirent de l'état général de l'économie et de l'état particulier des urines.

Sous le premier rapport, les troubles les plus remarquables se passent du côté des voies digestives et de la peau, et aussi du côté de l'appareil génital.

Du côté des voies digestives on note des phénomènes importants : la bouche est aride et sèche comme chez les personnes tourmentées par la soif ; la salive est peu abondante, épaisse, écumeuse et presque toujours acide, caractère auquel M. Mialhe attache la plus grande importance et qui, selon lui, explique l'altération des gencives et des dents, que l'on observe si fréquemment dans cette affection.

M. Contour, qui a fait une excellente thèse inaugurale sur la maladie qui nous occupe, a constaté, dans la salive des diabétiques, la présence du sucre, indiquée déjà par Rollo et Mac-Grégor : « Ainsi, ajoute-t-il, se trouve expliqué ce goût fade, doucereux et même sucré dont se plaignent souvent les diabétiques. » « La langue, poursuit M. Contour, humide, naturelle dans les premiers temps de la maladie, se recouvre généralement plus tard d'un enduit blanc et épais ; quelquefois elle est nette et d'un rouge vif ; d'autres fois elle est d'un rouge de feu sur ses bords, tandis que son milieu est remarquable par un enduit d'un blanc jaunâtre et même brun ou noirâtre. Les gencives s'affectent fréquemment, elles deviennent molles et douloureuses, saignent au moindre contact, comme dans le scorbut ; et alors l'haleine, qui d'abord n'était que fade, et à laquelle on a voulu trouver une odeur de foin, devient fétide et repoussante ; les dents se déchaussent par l'altération progressive des gencives, elles se carient, vacillent et tombent. »

L'appétit offre une perturbation très-remarquable et son augmentation est un des caractères les plus constants de l'affection ; cependant elle subit des variations dans son intensité et dans sa durée ; quelquefois le besoin de manger est simplement plus vif qu'à l'état ordinaire, mais le plus souvent il devient si impérieux qu'il ressemble alors à une véritable boulimie. Cette exagération de l'appétit peut ne pas exister pendant toute la durée de la maladie : excessivement capricieuse, elle disparaît quelquefois pour reparaître plus tard; mais il est très-rare qu'elle ne se montre pas.

La digestion, bonne au début, finit par se troubler, et alors apparaissent des douleurs épigastriques qui augmentent d'une manière notable lorsque l'estomac est distendu par les aliments. Quelquefois les malades rendent par le vomissement les matières mal digérées, dans lesquelles Mac-Grégor a constaté du sucre.

Au début de la maladie on observe une constipation marquée, et alors les matières fécales sont quelquefois complétement inodores, ce qui, suivant M. Bouchardat, indique une grande intensité du mal. Plus tard les selles perdent de leur consistance, elles deviennent grisâtres et ressemblent, pour nous servir de l'expression de M. Contour, à une pâte chymeuse.

Du côté de la peau, les phénomènes ne sont pas moins remarquables que du côté des voies digestives; nous en emprunterons la description à M. Bouchardat, qui les a résumés de façon à contenter les plus difficiles: « La peau, dit-il, devient extrèmement sèche, rugueuse, écailleuse ; dans quelques cas, elle se couvre d'éruptions de différente nature (lichen, impetigo, porrigo, psoriasis); le plus souvent la sensibilité diminue au point même que quelquefois elle peut s'effacer complétement. Naumann a pu arracher les poils qui couvrent certaines parties du corps sans que les malades éprouvassent aucune douleur. La transpiration cutanée est complétement ou presque complétement anéantie quand le diabète offre une grande intensité. Quand, sous l'influence du régime, la maladie a diminué d'intensité, les sueurs peuvent reparaître. On les a également remarquées, et quelquefois assez abondantes, lorsque la terminaison fatale approche.» Cette sueur, à laquelle Lattam attribuait une odeur de foin, contient du sucre, comme d'ailleurs tous les liquides de l'économie pendant la durée du diabète.

Les organes génitaux sont frappés d'atonie : l'impuissance est un des caractères les moins fugaces de la glucosurie, et, dans quelques cas même, on constate l'atrophie des testicules.

Au milieu de tous les phénomènes que nous venons de décrire et malgré la grande quantité d'aliments qui sont ingérés, un amaigrissement notable se manifeste, et bientôt les malades tombent dans le marasme le plus complet.

Mais le symptôme le plus intéressant et dont il nous reste à parler se tire de l'examen des urines.

Leur émission est très-fréquente et par conséquent très-abondante.

La fréquence est plus grande pendant la nuit que

durant le jour, et prive ainsi les malades d'une grande partie de leur sommeil.

L'abondance des urines est quelquefois si considérable qu'on l'a estimée s'élever jusqu'à vingt, vingt-cinq, quatre-vingt, et même cent kilogrammes dans les vingt-quatre heures. Évidemment ces chiffres sont tout à fait exceptionnels et l'on peut dire que le terme moyen de la quantité d'urine rendue est de cinq à huit kilogrammes par jour. « L'abondance de l'urine, dit M. Contour, est loin d'être toujours la même à toutes les époques de la maladie. Ainsi, au début, elle n'offre d'abord rien de remarquable ; mais bientôt elle augmente progressivement pour arriver à son summum, alors que le diabète atteint lui-même son plus haut degré d'intensité. Plus tard, soit que la maladie s'amende ou marche vers une terminaison heureuse, soit, au contraire, que la mort doive survenir, on voit les urines diminuer sensiblement. Il ne faudrait pas toutefois attacher une plus grande importance qu'elle ne le mérite à cette supersécrétion urinaire : *le diabète peut exister alors même que les urines n'excèdent pas la quantité qu'on observe dans l'état de santé.* » Il est, en effet, quelques observations qui viennent confirmer cette dernière remarque ; mais on peut dire que, dans l'immense majorité des cas, l'abondance des urines est un phénomène constant.

Pour expliquer l'exagération du liquide excrété, on a voulu trouver un rapport entre la quantité de ce liquide et celle des boissons ingérées ; mais l'observation n'a pas répondu à cette attente, et l'on ne peut raisonnablement établir entre elles aucune espèce de relation.

Immédiatement après son émission, l'urine est transparente, moins foncée qu'à l'état normal, parfois presque incolore, plus souvent colorée en jaune paille ou légèrement verdâtre. Quelque temps après son excrétion, elle perd ordinairement sa transparence, elle devient blanchâtre, ressemblant à du petit lait clarifié, ou, comme dit Cullen, à une dissolution de miel dans une grande quantité d'eau.

Son odeur est presque nulle ; sa pesanteur spécifique est de beaucoup supérieure à celle que l'on observe à l'état de santé, et sa saveur est, dans l'immense majorité des cas, douce et sucrée.

Ce dernier caractère, comme on le devine déjà, est dû à la présence du sucre dans l'urine. La quantité de la matière sucrée est variable suivant les sujets et aux diverses époques de la maladie ; ainsi on voit des cas où, à certaines époques, on en trouve un trentième du poids des urines, tandis que le terme le plus ordinaire est un septième. Cette quantité augmente avec l'intensité de la maladie et diminue ensuite, quelle que soit la terminaison à laquelle on arrive. Cependant cette marche n'est pas toujours aussi régulière, et tandis que l'on constate quelquefois de véritables rémissions, on voit la quantité du sucre augmenter sous l'influence de certains aliments, comme les aliments féculents.

Il existe plusieurs procédés pour constater la présence du sucre dans l'urine ; je ne puis en cette place les passer tous en revue; je me bornerai à décrire celui dont on se sert communément dans la pratique et qui a été proposé par M. Mialhe. Il consiste à introduire dans un tube de verre une certaine quantité d'urine ; d'y ajouter un excès de potasse caustique, et de soumettre le tout à la flamme d'une lampe à esprit-de-vin. Dès que le liquide entre en ébullition, il prend une couleur brune rougeâtre que ne présente aucune des autres urines soumises à la même expérience. Cette coloration est extrèmement tranchée et en rapport avec la quantité de sucre contenue dans l'urine. Sans doute ce procédé ne permet qu'une analyse quantitative approximative, mais quand on en a quelque habitude, il suffit amplement dans la pratique et doit être préféré à tout autre pour sa grande simplicité.

D'après les détails dans lesquels nous sommes entrés, et pour les besoins de la médication par l'eau minérale de Pougues que nous allons exposer tout à l'heure, on peut diviser le diabète en trois périodes qui, sans être complétement distinctes, se caractérisent par des phénomènes très-remarquables. La première comprend l'augmentation de l'appétit, la soif, la constipation, l'abondance des urines, la présence du sucre dans ce produit de la sécrétion rénale. Dans la seconde on observe le trouble des fonctions digestives, des alternatives de diarrhée et de constipation, l'émaciation plus ou moins rapide, la suppression de la transpiration et des symptômes d'hypocondrie ; dans cette période, la soif et l'excrétion du sucre par les urines augmentent encore ; enfin la troisième période est marquée par un dévoiement continuel, par la fièvre, le marasme et, après un temps plus ou moins long, par la mort.

Évidemment, les deux premières périodes sont seules tributaires de la médication par les eaux minérales ; on doit s'en abstenir dans la troisième, à moins, comme il arrive quelquefois, que des rémissions assez notables ne se montrent et permettent au malade de supporter les fatigues du voyage et l'excitation qu'entraîne toujours l'usage des eaux minérales.

Dans l'ignorance où nous sommes encore de la nature intime de la maladie qui nous occupe, les indications thérapeutiques se tirent des symptômes principaux recueillis par l'observation.

En première ligne vient se placer la présence du sucre dans les urines ;

Puis les rapports acides, l'acidité extrême des liquides contenus dans l'estomac, et l'acidité de la salive ;

Ensuite la faiblesse générale du malade et l'appauvrissement manifeste du sang qui se traduit par la décoloration de tous les tissus et principalement de l'épiderme.

Enfin le trouble des fonctions cutanées, c'est-à-dire l'arrêt de la transpiration et la sécheresse extrême de la peau.

A l'exception de la première indication, qui échappe à toutes les eaux minérales connues, et qui, suivant les observateurs, est du ressort de l'hygiène et surtout du régime alimentaire, nous trouvons dans les eaux de

Pougues les agents médicamenteux qui répondent aux autres indications et qui ont fourni, en effet, les résultats les plus satisfaisants.

L'acidité des voies digestives et de leurs proauits a depuis longtemps donné aux alcalins une importance que l'expérience a justifiée : Willis, Fothergill, Fuller, Rollo, prescrivent l'eau de chaux, et M. Mialhe fait des alcalins, bicarbonate de soude et eau de chaux, la base du traitement qu'il préconise. Grâce aux alcalins qu'elles contiennent, bicarbonate de chaux, de soude et de magnésie, les eaux de Pougues répondent donc à cette indication et méritent la place qu'on leur accorde à côté de celles de Vichy.

L'affaiblissement général du malade et l'appauvrissement du sang constituent une indication si importante, que toujours le régime des diabétiques doit être tonique, et que, dans beaucoup de cas, comme dans celui rapporté par M. Rostan, il faut recourir au fer pour relever les forces du malade ; d'ailleurs les préparations martiales ont rendu d'assez grands services dans l'affection qui nous occupe, pour avoir trouvé des propagateurs, tels que Marshall, Peacock, Vénable, etc. Ici encore, l'action des eaux de Pougues ne saurait être douteuse, grâce à la quantité assez considérable de fer qu'elles renferment.

Enfin, pour combattre les troubles fonctionnels de la peau : arrêt de la transpiration et sécheresse de l'enveloppe cutanée, les pratiques hydrothérapiques, bains et douches de vapeur, bains et douches d'eau minérale, frictions sèches ou humides, ont paru de tout temps, amener de bons résultats, et par ainsi, ont été vivement recommandées.

Comme on le voit d'après les indications diverses qu'il s'agit de remplir, le traitement du diabète par les eaux minérales de Pougues se compose de la boisson de ces eaux, de pratiques hydrothérapiques et d'un régime alimentaire approprié.

- Pour la boisson, quand les troubles des voies digestives ne sont pas trop prononcés, on peut sans crainte ordonner de huit à dix verres par jour, la moitié le matin et la moitié le soir. Il faut être beaucoup plus circonspect quand il existe des vomissements ou de la diarrhée; dans ces cas, il importe de ne pas dépasser quatre verres par jour, et même de s'en tenir à deux, si les vomissements ou la diarrhée se présentaient avec quelque intensité.

La nature des bains, des douches et des frictions est subordonnée à une foule de circonstances que nous ne pouvons passer ici en revue, et qui d'ailleurs doivent être abandonnées au tact du médecin.

Le régime alimentaire auquel M. Mialhe n'attache pas une importance égale à celle que lui attribuent Rollo et M. Bouchardat, ne doit point, à cause de l'excitation amenée par les eaux minérales, être exclusivement composé de boudins, de viandes faisandées et de viandes rances, ainsi que le voulait Rollo, mais être simplement tonique et privé de végétaux féculents, tels que pommes de terre, haricots, etc., comme le recommande M. Bouchardat. Il faut avoir soin de remplacer le pain ordinaire par le pain de gluten.

2° MALADIES DE LA RATE.

La rate est un organe dont nous connaissons assez mal le rôle fonctionnel ; mais sa position dans l'abdomen, au voisinage du tube intestinal, et faisant pendant, pour ainsi dire, au foie, autorise à penser que, comme ce dernier organe, la rate concourt à l'acte de la digestion, et qu'on peut, en cette qualité, lui donner place parmi les annexes du tube digestif ; mais, je le répète, la nature de ce concours nous est inconnue, et cette ignorance nous condamne à des nôtions très-superficielles sur les maladies de cet organe.

On ne rencontre guère, en effet, chez les auteurs, qu'un tableau nosologique très-restreint dans lequel entrent seulement l'inflammation aiguë et chronique de la rate, quelques dégénérescences, et enfin l'engorgement ou l'hypertrophie de l'organe.

De cette énumération très-bornée, la thérapeutique hydro-minérale ne réclame que l'inflammation chronique et l'engorgement que d'aucuns même confondent, bien que l'augmentation du volume de la rate ne soit pas toujours une fatalité de son inflammation chronique.

Cependant nous ne les séparerons point ici, parce que la splénite chronique sans hypertrophie, outre sa rareté, n'est pas même une incommodité pour le malade, et ne sollicite réellement les secours de la médecine que lorsque la rate, par son développement considérable, occasionne des tiraillements pénibles, ou que lorsque l'hypertrophie est liée à un état anémique prononcé, ainsi qu'on le voit fréquemment à la suite de fièvres intermittentes prolongées.

Celles-ci, en effet, en dehors de l'inflammation aiguë ou d'une violence extérieure, double circonstance assez rare, sont les causes les plus ordinaires et les mieux connues de l'hypertrophie de la rate. Non-seulement cette hypertrophie coexiste avec la fièvre intermittente, mais encore persiste fréquemment après la cessation de la pyréxie, et reste comme un foyer tout préparé pour de nouveaux accès.

Outre l'avantage de guérir une infirmité quelquefois pénible, il y a donc un très-grand intérêt à éteindre, pour nous servir de la même expression, ce foyer de la fièvre, d'autant mieux que la prolongation des accès fiévreux jette l'organisme dans le marasme et appauvrit à ce point les sources de la vie, que l'existence des malades peut très-sérieusement être compromise.

Tout le monde sait avec quel bonheur, selon les circonstances, sont administrés les ferrugineux et les alcalins dans l'affection qui nous occupe ; ils constituent même, il faut bien le dire, la seule médication préconisée jusque dans ces derniers temps.

Mais tout en rendant un complet hommage à l'action bienfaisante des préparations martiales et alcalines, nous devons reconnaître que l'hydrothérapie a conquis une belle place à côté de ces deux agents, et que la douche est devenue un moyen puissant, depuis qu'on l'a vue couper subitement les accès les plus rebelles de fièvres intermittentes.

Il importe donc d'associer les pratiques de l'hydrothérapie, et principalement la douche, à l'usage interne de l'eau alcaline et ferrugineuse de Pougues.

A cet effet, pendant que le malade boit de six à huit verres d'eau de Pougues par jour, je le mets au bain tous les matins pendant huit jours, et dans l'après-midi une douche; au bout de huit jours, je supprime le bain et le remplace par une douche. Si les accès de fièvre intermittente subsistent, je délaisse le bain, dont les malades retirent rarement alors de bons avantages, et j'administre d'emblée la douche, que je dédouble au bout de quelques jours.

Ce mode de médication m'a toujours produit les résultats les plus satisfaisants, et si je ne m'étais pas fait une loi de proscrire de ce livre des observations qui ont leur place marquée dans les rapports officiels que j'adresse toutes les années au ministre, je pourrais citer des faits qui m'ont frappé moi-même d'étonnement, par la rapidité et la sûreté de la guérison et de l'hypertrophie de la rate et de la fièvre intermittente.

3° MALADIES DU PANCRÉAS.

L'histoire physiologique et pathologique du pancréas est peut-être encore plus écourtée que celle de la rate ; nous n'aurions guère à noter, pour le sujet qui nous occupe, que l'hypertrophie et l'affection calculeuse de l'organe; mais les observations que la science possède sur l'une et l'autre de ces maladies sont tellement incertaines et si pauvres de détails probants, qu'il vaut mieux avouer notre ignorance que de nous égarer en des relations qui tiendraient plutôt du roman que de la réalité.

Cependant la similitude fonctionnelle du foie et du pancréas permet de rapprocher la thérapeutique des affections de ce dernier organe de celle des affections similaires du premier, et, à ce titre, d'essayer la médication par les eaux minérales de Pougues.

MALADIES DE L'APPAREIL URINAIRE.

L'appareil urinaire se compose.

1° D'un organe de sécrétion, le *rein;*

2° D'un conduit double du produit de la sécrétion, l'*uretère;*

3° D'un récepteur unique, la *vessie;*

4° D'un canal excréteur unique, le *canal de l'urètre.*

C'est dans cet ordre tout physiologique que nous allons exposer les maladies de l'appareil urinaire dont le traitement est du domaine des eaux minérales de Pougues.

1° et 2° MALADIES DES REINS ET DES URETÈRES.

En faisant abstraction des dégénérescences dont les

reins peuvent être le siége, et qui toutes doivent rester étrangères à la médication hydro-minérale, nous n'avons plus guère que l'inflammation rénale, dite *néphrite*, et l'affection calculeuse, qui comprend l'histoire de la gravelle, des graviers, des calculs urinaires et de la colique néphrétique.

Mais si l'on réfléchit que l'affection calculeuse des reins s'accompagne constamment de l'inflammation, sinon de tout l'organe, du moins des calices et du bassinet, il paraîtra rationnel que nous fassions rentrer l'affection calculeuse dans le cadre de la néphrite, en la distinguant des autres espèces d'inflammation, qui, comme nous allons le dire, doivent être établies dans la pathologie des reins.

Cette manière de voir n'est pas nouvelle; elle est restée dans la science jusqu'en ces derniers temps, où M. Rayer décrivit séparément l'inflammation des calices et du bassinet sous le nom de *pyélite;* mais dans l'énumération des causes de cette dernière affection, il se trouva qu'en dehors des accidents traumatiques excessivement rares, la pyelite était presque constamment due à la présence de graviers dans les calices et le bassinet, et que très-fréquemment l'inflammation de ces parties se communiquait à la totalité de l'organe, de telle façon que la pyélite de M. Rayer n'était pas autre chose que la néphrite calculeuse de ses devanciers. Il n'y a donc pas d'inconvénient, sous le rapport de l'exactitude, à suivre les errements anciens, d'autant que nous y devons trouver avantage pour la clarté et la rapidité du discours.

Ainsi que nous l'avons fait pressentir plus haut, la néphrite — et il est bien entendu que nous ne parlons ici que de la néphrite chronique — ne se présente pas avec une physionomie constamment la même, à ce point qu'il a été utile de former divers groupes qui, la plupart du temps, n'ont de commun que l'inflammation de la substance des reins.

Ces groupes sont les suivants :

1º La néphrite chronique simple ;

2º La néphrite goutteuse ;

3º La néphrite albumineuse ou maladie de Bright ;

4º La néphrite calculeuse ou pyélite de M. Rayer.

Nous allons donc examiner successivement chacune de ces formes de l'inflammation chronique des reins.

§ I. NÉPHRITE CHRONIQUE SIMPLE.

Après avoir noté la rareté de cette affection et la difficulté que l'on éprouve à la constater sur le vivant, M. Rayer définit ainsi la néphrite simple chronique : « Des douleurs habituelles dans une des régions rénales ou dans toutes les deux, coïncidant avec une diminution de l'acidité, avec l'état neutre, et surtout avec l'alcalinité de l'urine (qu'il existe ou non une rétention de ce liquide), et un sentiment de faiblesse dans les membres inférieurs, sont les principaux caractères de la néphrite chronique. »

Le peu de fréquence de cette affection, et les difficultés que présente son diagnostic, rendent très-écourtée l'histoire de la néphrite simple chronique.

Sous le rapport des causes prédisposantes, on n'a
guère signalé que l'âge ; les enfants paraissent en être
exempts, tandis que les vieillards y sont beaucoup plus
sujets.

Parmi les causes occasionnelles, on a noté le rétrécissement ou l'oblitération des urétères ; les maladies
chroniques de la vessie, les rétrécissements du canal
de l'urètre, les maladies de la prostate, de l'utérus et
de la moelle épinière.

Quant aux symptômes, nous les avons résumé plus
haut, d'après M. Rayer, et nous n'avons pas à y revenir.

Parmi ces symptômes, M. Rayer a placé la diminution de l'acidité et même l'alcalinité des urines. Cette
circonstance est peu favorable, on le comprend, pour
l'usage des eaux alcalines de Pougues ; mais, si l'on réfléchit que, dans beaucoup de cas, la néphrite chronique simple s'accompagne d'un dépérissement général de l'organisme, et qu'alors les préparations martiales
ont été employés avec succès, on peut espérer que dans
des cas analogues les eaux de Pougues rendront quelques services par le fer qu'elles contiennent, surtout si
les urines ne sont pas devenues complétement alcalines
et si elles n'ont perdu qu'un peu de leur acidité.

De plus, les bains et les douches, employés comme
dérivatifs, ne doivent pas être sans résultats, et quoique
l'expérience nous fasse ici défaut, nous n'hésiterion
Pas à conseiller, fût-ce même à titre d'essai, l'usage

externe des eaux de Pougues, tout en nous montrant plus circonspect pour leur usage interne.

Ainsi que l'a observé M. Rayer, l'alimentation animale doit avoir la préférence sur l'alimentation végétale et les malades devront éviter les courses et les longues promenades.

§ II. NÉPHRITE GOUTTEUSE.

Ce n'est guère que pour mémoire que je signale ici la néphrite goutteuse : quand en effet on lit les observations des auteurs qui ont consacré cette dénomination, on est autorisé à nier l'existence de cette maladie et à ne voir dans les prétendues concrétions goutteuses rencontrées dans les reins que les produits de la néphrite calculeuse, dont nous parlerons tout à l'heure. M. Rayer lui-même, qui a tant écrit sur les affections des reins, se prononce à peine à l'endroit de la néphrite goutteuse, après avoir admis la néphrite rhumatismale.

Nous croyons donc inutile de multiplier les espèces de néphrite et nous pensons qu'il est plus opportun de renvoyer ce que nous pourrions avoir à dire de la néphrite goutteuse aux chapitres que nous consacrons plus loin et à la néphrite calculeuse et à la goutte.

§ III. NÉPHRITE ALBUMINEUSE OU MALADIE DE BRIGHT.

Jusqu'à Brigh, médecin anglais qui publia ses travaux il y a une vingtaine d'années, on n'avait point noté la coexistence de certaines altérations de l'urine, non-seulement avec des lésions anatomiques des reins, mais encore avec une hydropisie particulière du tissu cellulaire et des membranes séreuses ; on avait décrit séparément chacun de ces symptômes et on avait même fait de quelques-uns des entités morbides ; mais à Bright revient l'honneur d'avoir le premier signalé l'intime corrélation de tous ces phénomènes, que l'on croyait distincts, et d'avoir ainsi créé une entité pathologique, à la réalité de laquelle tous les observateurs se sont empressés de rendre hommage.

De nombreux travaux ont été publiés tant en France qu'en Angleterre sur la néphrite albumineuse, et l'on peut dire avec M. Rayer que cette affection est principalement caractérisée pendant la vie, par la présence d'une quantité notable d'albumine, avec ou sans globules sanguins, dans l'urine ; par une moindre proportion des sels et de l'urée dans ce liquide, dont la pesanteur spécifique est presque toujours plus faible que dans l'état sain ; enfin, par la coïncidence ou le développement ultérieur d'une hydropisie particulière du tissu cellulaire et des membranes séreuses.

Cette définition comprend les caractères principaux de la maladie dont nous nous occupons ; cependant l'affection se présente quelquefois avec des symptômes d'acuité qui, on le doit comprendre, modifient la physionomie que nous venons de tracer ; mais nous n'avons pas dû nous arrêter à ces couleurs plus accentuées, parce que, nous le répétons, il n'est aucune forme aiguë de maladie qui relève de la thérapeutique hydro-minérale.

Malgré les travaux dont la néphrite albumineuse a été l'objet, plusieurs parties de son histoire n'ont pu être éclairées, et sous le rapport de ses causes, par exemple, on en est presque réduit à des conjectures.

L'âge ne semble pas avoir une grande influence, bien que les vieillards paraissent moins disposés à la néphrite albumineuse que les adultes et les enfants.

Le sexe a un rôle plus marqué, car dans tous les relevés statistiques, les hommes figurent pour une proportion plus considérable que les femmes.

On a noté comme prédisposant à la maladie de Bright une constitution faible, et un tempérament lymphatique; on a surtout insisté sur la scrofule et sur la présence d'accidents de syphilis constitutionnelle.

De mauvaises conditions hygiéniques, telles qu'une nourriture insuffisante et l'habitation dans des lieux froids et humides, ont été généralement signalées comme des circonstances essentiellement favorables au développement de la néphrite albumineuse.

On a également noté l'abus des liqueurs alcooliques, et les excès vénériens, et l'on a accordé la même influence aux saisons et aux climats froids et humides.

Mais, nous le répétons, la légitimité de toutes ces causes a besoin d'être établie d'une manière plus précise et, en attendant, il faut se garder tout à la fois d'une estime trop haute ou d'un dédain trop absolu.

Quoi qu'il en soit, la néphrite albumineuse chronique est presque toujours méconnue à son début, car pendant très-longtemps elle ne se trahit que par les altérations de l'urine que l'analyse chimique seule peut faire reconnaître. Or, comme la sollicitude du malade n'est éveillée par aucun symptôme douloureux ou morbide, il ne recourt pas à un examen dont il ne comprend pas la nécessité, et il n'implore les secours de la médecine que lorsque les malléoles se sont œdématisées d'une manière persistante et pénible.

Cet œdème qui, nous le répétons, apparaît assez loin du début de la maladie, commence presque toujours aux malléoles. Il se montre principalement le soir et lorsque les malades se sont tenus longtemps debout. Il gagne ensuite les jambes et déjà on peut remarquer autour des yeux un peu de bouffissure, notable surtout le matin, au réveil. Enfin, l'œdème envahit les cuisses, les membres supérieurs, l'abdomen, la face et le thorax, et parfois cette anasarque devient très-considérable.

Mais avant que l'affection n'atteigne ces limites extrêmes, avant même, nous l'avons déjà dit, qu'elle ne se trahisse par l'œdème des malléoles, l'urine a subi des altérations physiques et chimiques qu'il est assez facile de constater.

Bien que quelquefois le besoin des émissions soit plus fréquent, la quantité de l'urine par vingt-quatre heures diminue, surtout lorsque l'hydropisie est déclarée.

L'urine est pâle, louche et même trouble; son odeur devient fade et sa pesanteur spécifique descend presque toujours au-dessous de celle de l'état normal.

Mais l'altération la plus remarquable qu'elle subit

est dans sa composition intime, car tandis que les sels et l'urée diminuent dans une proportion notable, l'urine des individus, atteints de la maladie de Bright, contient une quantité plus ou moins considérable d'albumine.

Pour constater la présence de cette dernière dans l'urine, plusieurs procédés ont été proposés ; nous ne ferons connaître ici que les plus usuels, ceux auxquels le praticien peut recourir sans dépense et sans difficulté.

Cet examen peut se faire soit avec l'acide nitrique, soit avec le calorique, soit avec l'acide nitrique et le calorique réunis.

Quand on veut agir avec l'acide nitrique, on verse dans un tube de verre l'urine à examiner et on ajoute l'acide goutte à goutte pour n'en pas mettre en excès. Ce n'est pas qu'un excès d'acide redissolve réellement l'albumine, mais il crispe le coagulum qui subit une diminution notable de volume, et par conséquent le précipité devient moins facile à constater. Ce précipité est d'un blanc laiteux, blanchâtre, ou gris jaunâtre et floconneux ; il se dissout dans la potasse caustique, et, caractère essentiel à noter, ne peut être reconstitué par l'acide acétique.

Quand c'est au calorique qu'on veut recourir, il faut, avant toute chose, s'informer, avec le papier de tournesol, si l'urine est acide, neutre ou alcaline ; dans les deux derniers cas, le précipité ne se forme pas, et alors il est nécessaire d'aciduler l'urine avec quelques gouttes d'acide nitrique.

Cette précaution prise, l'opération consiste à soumettre l'urine, renfermée dans un tube de verre, à l'action d'une lampe à alcool, et bientôt on voit apparaître un nuage, des tries blanches, puis des grumeaux, des flocons qui, d'abord suspendus, gagnent ensuite en grande partie le fond du tube. Il ne faut pas prolonger trop longtemps l'action du calorique, parce qu'il se produit alors l'effet qu'amène un excès d'acide nitrique, c'est-à-dire que l'albumine se crispe et le précipité diminue considérablement de volume.

On ne doit pas, autant que possible, se contenter d'un seul de ces deux moyens, et surtout de l'acide nitrique. Il vaut mieux commencer par celui-ci et soumettre ensuite l'urine à l'action de la chaleur. L'acide nitrique, précipite dans les urines, albumineuses ou non, de l'acide urique et de l'urate d'ammoniaque ; or, si en pareil cas il y a de l'albumine, la chaleur dissout les autres substances et la laisse intacte ; s'il n'y a pas d'albumine, la chaleur rend à l'urine toute sa transparence.

D'un autre côté, la chaleur précipite certains sels, et surtout les phosphates dans les urines alcalines ; or, l'acide nitrique empêche ce précipité, ou le fait disparaître quand il est formé.

Ainsi, en opérant, comme nous venons de le dire, avec l'acide nitrique d'abord et avec la chaleur ensuite, on arrive à une certitude que n'augmenterait pas l'épreuve par d'autres procédés.

En dehors des altérations de l'urine dont nous venons de parler et qui existent dès le début de la maladie, et en dehors de l'œdème qui ne se montre qu'à nne époque beaucoup plus éloignée, la néphrite albumineuse à forme chronique ne se décèle par aucun autre symptôme. On a bien signalé, il est vrai, des accidents du côté des voies digestives, tels que vomissements, dévoiement, etc. ; mais ces phénomènes ne sont pas constants et ne peuvent, par conséquent, figurer dans l'histoire de cette affection.

De nombreuses médications ont été opposées à la maladie de Bright : les diurétiques, les sudorifiques, les purgatifs, les toniques, etc., ont tour à tour été mis en usage ; mais au milieu de cette espèce de confusion, les toniques, les ferrugineux entre autres, paraissent avoir donné des résultats qui placent cette médication au premier rang.

Les diurétiques, bien qu'ils aient été accusés d'augmenter l'irritation des reins, ont également rendu assez de services pour qu'ils soient pris en sérieuse considération.

Enfin, les sudorifiques, et surtout les bains et douches de vapeur, méritent d'occuper le troisième rang.

Par leur composition chimique, les eaux minérales de Pougues répondent aux deux premières indications, et l'établissement hydrothérapique qui leur est annexé satisfait à la troisième.

Les frictions sèches doivent seconder l'action des bains de vapeur, et le malade doit habiter une chambre exposée au midi, et se couvrir le corps de flanelle. Le régime alimentaire sera analeptique, c'est-à-dire composé de viandes noires et d'un peu de vin, surtout chez les individus qui précédemment auraient eu une nourriture insuffisante ou malsaine, à moins, toutefois, que des exacerbations., faisant craindre l'état aigu, ne forcent le médecin à prescrire une diète sévère.

§ IV. NÉPHRITE CALCULEUSE.

Sous cette dénomination, que nous avons adoptée pour la régularité du discours, nous entendons l'affection calculeuse des reins, qu'elle s'accompagne ou non de l'inflammation de ces organes. Nous comprenons donc dans ce chapitre la néphrite calculeuse des auteurs, la pyélite de M. Rayer et la gravelle, dont l'histoire nous occupera ici d'une manière spéciale.

La néphrite calculeuse n'est pas autre chose que la néphrite simple, dont nous avons parlé plus haut, mais qui reconnaît pour cause la présence de graviers dans l'appareil rénal supérieur.

La pyélite de M. Rayer est l'inflammation des bassinets et des calices déterminée presque toujours par les causes que nous venons d'assigner à la néphrite calculeuse, et se communiquant fréquemment au tissu propre des reins.

De telle sorte que toutes ces affections ont un lien commun qui les rapproche, la gravelle, et qui, en même temps, les distingue de toutes les autres espèces de néphrites.

C'est donc à ce caractère que nous devons accorder et que nous accorderons en effet toute notre attention.

Cependant, il est un second phénomène qui, par sa

physionomie spéciale, et par la terreur qu'il inspire aux malades, doit aussi nous occuper; nous voulons parler de la colique-néphrétique.

Nous allons donc consacrer un paragraphe à chacune de ces deux manifestations de la néphrite calculeuse, et nous dirons ensuite les avantages que l'on peut attendre des eaux de Pougues dans le traitement de cette affection.

A. *Gravelle, sable, graviers et calculs dans les reins.*

C'est d'après le volume qu'elles présentent que les concrétions urinaires ont été classées sous les noms de sable, gravelle, graviers et calculs : 1º lorsqu'elles consistent en une poudre fine, ou en paillettes, ou en très-petits grains, on leur donne le nom de *sable;* 2° la *gravelle*, proprement dite, consiste dans de petits corps granuleux, gros au plus comme une petite tête d'épingle; 3° lorsque ces concrétions ont acquis un plus grand volume, mais peuvent encore passer par l'uretère, ce sont des graviers; 4º si leur diamètre est trop grand pour leur permettre ce passage, ce sont des *calculs ;* 5º enfin la dénomination de *pierres,* est réservée aux calculs les plus volumineux.

D'autres divisions ont encore été admises, basées, soit sur la couleur des concrétions (gravelle blanche, rouge, etc.) soit sur leur composition chimique (gravelle urique, phosphatique, etc.), soit sur la présence de corps étrangers qui s'y trouvent accidentellement (gravelle pileuse).

Mais ces diverses divisions n'ont pas l'importance de celle qui repose sur le volume des concrétions ; aussi, nous renfermerons-nous dans cette dernière, bien que nous ne suivions point, pas à pas, les classifications qu'elle entraîne.

Nous parlerons d'abord de la gravelle, dans laquelle nous comprendrons le sable, la gravelle et les graviers, et nous réserverons la dernière partie de ce paragraphe aux calculs et aux pierres contenus dans les reins.

Sable, gravelle, graviers. —Il n'est aucun âge qui soit complétement à l'abri des concrétions urinaires ; cependant l'enfance y est moins sujette que l'âge adulte et la vieillesse, qui semblent être les deux époques de la vie les plus favorables au développement de cette affection.

Malgré l'assertion de Wan-Swieten, qui fait dans la gravelle une part égale à l'homme et à la femme, il est constant que le premier jouit d'un triste privilége et que la femme présente moins souvent que lui des concrétions urinaires.

Le tempérament, la constitution, les climats et les saisons paraissent n'avoir aucune espèce d'influence, tandis, au contraire, que les heureuses conditions de la fortune, en amenant la satisfaction de toutes les sortes de jouissances, sont des circonstances favorables au développement de la gravelle.

L'hérédité de la maladie est généralement admise, ainsi que la coexistence de la goutte, sur laquelle nous reviendrons ailleurs.

Beaucoup d'autres causes, telles qu'un régime ali-

mentaire fortement azoté, l'usage d'aliments contenant
de l'acide oxalique, l'abus de boissons spiritueuses, du
thé, du café, ont été également assignées aux concrétions urinaires; mais toutes ces circonstances sont sans
aucune action en dehors d'une diathèse sur la nature
de laquelle nous n'avons pas à nous expliquer ici.

Quand les concrétions urináires sont à l'état de sable,
de gravelle ou de graviers, pouvant traverser sans difficulté les uretères, leur présence n'est guère décélée
que par l'inspection des urines. Cependant les choses
se passeraient différemment, selon Magendie, et il y
aurait des prodromes qui annonceraient la formation
du sable : « Le plus souvent, dit-il, celui qui doit être
attaqué de la gravelle ressent, quelques mois avant
son apparition, un sentiment particulier de fourmille-
ment et d'engourdissement dans la région des reins;
son urine est foncée en couleur et laisse déposer, au
bout d'une heure ou deux, un sédiment rougeâtre plus
ou moins abondant... Ces premiers symptômes s'ac-
croissent, le sentiment d'engourdissement des reins se
change en une véritable faiblesse douloureuse qui varie
d'intensité ; le lendemain du jour où elle a été la plus
forte, une certaine quantité de sable est évacuée avec
les urines. »

En dehors de ces phénomènes, dont l'importance est
secondaire, la présence du sable ou de la gravelle dans
les urines ne peut être décélée que par l'examen de ce
liquide.

Dans cette exploration il faut tenir compte de l'état
des voies urinaires, car l'urine peut être troublée par

du sang, du pus, de l'albumine, etc. Quand la gravelle n'a pas déterminé une néphrite intense et qu'elle ne contient que du sable, elle conserve sa couleur ordinaire.

Toutefois, M. Rayer établit une distinction importante entre l'état de l'urine dans les cas de gravelle urique et dans les cas de gravelle phosphatique : « Lorsque, dit-il, les graviers sont composés d'acide urique (et c'est le cas le plus ordinaire), l'urine est acide et le sédiment offre des cristaux rhomboïdaux d'un jaune rougeâtre ; filtrée, elle devient légèrement louche lorsqu'on la traite par l'acide nitrique, qui précipite une certaine quantité d'acide urique ou d'albumine, mélangée ou non de globules sanguins. — Lorsque les graviers sont phosphatiques, l'urine, alcaline et louche au moment de l'émission, s'éclaircit d'abord par l'addition de l'acide nitrique, et elle se trouble quelquefois ensuite par l'addition d'une plus grande quantité de cet acide, si elle contient de l'albumine, du sang ou du pus. »

Mais c'est surtout au point de vue chimique que l'examen de la gravelle doit être dirigé ; il importe donc de bien établir ce qui distingue chaque espèce de gravelle.

Les graviers d'*acide urique*, les plus communs de tous, sont d'un rouge jaunâtre : de là le nom de *gravelle rouge ;* mais cette couleur n'est pas propre à l'acide urique ; elle est due à une matière colorante sur laquelle les chimistes ne sont pas parfaitement d'accord. En contact avec les alcalis, et surtout avec la potasse, les graviers se dissolvent facilement et promptement; l'acide nitrique les dissout avec effervescence, et si l'on évapore la solution jusqu'à siccité, il reste sur le vase une couche de couleur pourpre. Exposés à un feu vif, ils sont entièrement consumés, signe caractéristique très-important pour le praticien.

Les graviers de *phosphate ammoniaco-magnésien* sont ceux qu'on rencontre ordinairement dans la *gravelle phosphatique*. Lavés, ils se présentent avec une couleur blanche; mais avant cette opération ils sont gris, ce qui leur a valu le nom de *gravelle grise*. Ils verdissent le sirop de violette. Leur saveur est salée. Sur les charbons ardents ils noircissent, et répandent une odeur ammoniacale. La potasse et la soude, triturées avec eux, en dégagent l'ammoniaque.

Les graviers de *phosphate de chaux*, de *carbonate de chaux*, ainsi que les concrétions formées par les autres sels calciques, sont blancs et se présentent rarement à l'observation.

Les graviers formés d'*oxalate de chaux* sont loin de pouvoir être rangés parmi les plus fréquents. Ils sont généralement d'un jaune brun et ont été désignés par le nom de *gravelle jaune;* cependant on les trouve quelquefois de couleur brune et noirâtre. En les brûlant à l'aide du chalumeau, on enlève l'acide oxalique, et il ne reste qu'une poudre blanche qui n'est autre chose que de la chaux pure.

Calculs rénaux. — Les considérations que nous venons de présenter sur les causes et la nature intime de la gravelle, s'appliquant exactement aux calculs ré-

naux, nous dispenseront ici de bien longs développe-
ments; les calculs, en effet, ne diffèrent de la gravelle
que par leur volume et par leur forme; c'est donc seulement sur ces deux points que nous devons fixer ici
notre attention.

Le volume des calculs rénaux est essentiellement variable; ainsi, on en trouve qui excèdent à peine la grosseur d'un pois et qui, néanmoins, n'ont pu être expulsés par l'uretère, ou qui sont restés fixés dans le point
où ils se sont formés; d'autres, au contraire, remplissent
tout le bassinet, et l'on en a même vu qui, envoyant des
prolongements rameux dans toutes les cavités rénales,
ont ainsi envahi l'organe tout entier.

La forme des calculs n'est pas moins variée : cependant on les trouve ordinairement arrondis, présen-
tant ou non des aspérités plus ou moins considérables
par suite des prolongements qu'ils envoient dans les
diverses cavités rénales. Leur forme est quelquefois
très-bizarre; aussi les a-t-on comparés souvent à des
animaux avec lesquels ils avaient une ressemblance
grossière.

Ces calculs se trouvent ordinairement dans le bassinet et dans le calice ; on en a vu qui étaient à moitié
engagé dans l'uretère, et, alors, la partie engagée
était longue et amincie, tandis que la partie restée
dans le bassinet était aplatie, ce qui donnait au calcul
la forme d'un clou.

Bien que l'on cite des exemples de calculs volumineux ayant longtemps séjourné dans les reins sans
déterminer des phénomènes morbides ou douloureux,

on observe ordinairement, dans ces cas, un cortége nombreux d'accidents, dont les plus remarquables sont la néphrite, l'hématurie, les abcès rénaux, et des douleurs plus ou moins vives à la région rénale, qu'augmentent les mouvements brusques, la course, l'équitation et la voiture, et qui se transforment souvent alors en véritables coliques néphrétiques.

Il n'en peut être différemment, puisque ces masses compriment le tissu des reins ou distendent et déchirent les poches et les conduits où ils sont engagés. C'est là l'origine, ainsi que nous allons le dire, des coliques néphrétiques.

B. Colique néphrétique.

La colique néphrétique ne peut être et n'est pas, en effet, une entité morbide; c'est un symptôme d'une affection préexistante, d'une affection dans laquelle le rein est vivement irrité, l'uretère distendu, et leur surface interne déchirée.

L'affection calculeuse n'est pas la seule qui amène de pareils résultats; ceux-ci peuvent être produits par l'hématurie, dans laquelle des caillots sont susceptibles d'obstruer l'uretère; par des vers rénaux (acéphalocystes, strongle géant), etc., etc.

Nous n'avons ici à nous occuper que de la colique néphrétique, qui reconnaît pour cause la présence d'un gravier ou d'un calcul, soit dans le rein, soit dans l'uretère.

La douleur, qui est le caractère essentiel de la colique

néphrétique, débute quelquefois d'une manière brusque, à la suite d'un mouvement rapide, d'une course, d'un cahot de voiture ; mais il est plus ordinaire de voir une douleur sourde, obtuse, gravative avec un sentiment de malaise général, durer deux ou trois jours avant l'apparition des véritables coliques néphrétiques. Au bout de ce temps, la douleur s'accroît ordinairement avec rapidité ; alors, elle est très-violente, aiguë, pongitive : «On observe, dit Chomel, des battements et des élancements dans la région occupée par un des reins ou par les deux, c'est-à-dire vers la dernière vertèbre dorsale et les premières lombaires, en dedans des deux dernières côtes, et à quelques travers de doigt de l'épine. De cette région, la douleur s'étend, en suivant le trajet du bassinet et de l'uretère, jusque dans la vessie, dans l'aine et dans la cuisse correspondante, qui est comme engourdie et quelquefois raide et tremblante ; chez l'homme, la douleur s'étend au testicule, qui est ramené douloureusement vers l'anneau. »

Ces douleurs, résultat des lésions que le corps étranger fait subir au rein ou à l'uretère, sont quelquefois déchirantes et jettent le malade dans les plus vives angoisses ; il pousse des gémissements, prend des postures bizarres, se cramponne l'abdomen avec les mains, quitte le lit, se roule par terre et implore, d'une manière ou d'une autre, la fin de ses souffrances.

Pendant cette crise, dont nous ne décrirons pas les symptômes généraux, l'urine subit des altérations remarquables ; elle est ordinairement rare, rouge, épaisse ; elle est rendue goutte à goutte et les malades éprouvent un sentiment d'ardeur dans le canal de l'urètre. D'autres fois, mais ce sont les cas les plus rares, elle est claire, aqueuse, et parfois plus abondante qu'à l'ordinaire.

Cette scène douloureuse, on le comprend bien, ne se passe pas sans une vive réaction générale ; toutes les fonctions à peu près sont troublées et la fièvre s'allume.

En cet état et eu égard à la brièveté de sa durée, la colique néphrétique se soustrait à la médication hydro-minérale. Mais nous avons cru nous arrêter un instant à cette partie de l'histoire de l'affection calculeuse des reins, parce que la colique néphrétique est tout à la fois un phénomène intéressant à connaître et un utile épouvantail pour le malade.

C. Traitement de l'affection calculeuse des reins.

Depuis un temps immémorial les alcalins jouissent d'une réputation méritée dans le traitement des concrétions urinaires : « Les *carbonates de potasse,* dit Valleix, *de soude, de chaux, de magnésie* ont été administrés par un très-grand nombre de médecins. Les médecins des siècles derniers recommandaient la poudre de *coquille d'huître,* de *coquille d'œuf,* suspendue dans diverses boissons, et l'on sait que le carbonate de chaux constitue en grande partie ces enveloppes. Des remèdes secrets qui ont joui d'une très-grande réputation, comme celui de Mlle Stéphens, avaient pour agent principal ce sel terreux, etc. »

Comme aujourd'hui, les alcalins étaient indistinctement employés contre toutes les espèces de gravelle,
et si la chimie est dans ce moment même encore im-
puissante à nous rendre compte des modifications que
ces agents font subir aux concrétions urinaires, il est
impossible de ne pas accepter les faits cliniques et de
ne pas croire aux bons résultats de la médication
alcaline.

Cependant, des explications ont été tentées, différentes selon les espèces de gravelle, et dont nous devons la connaissance à nos lecteurs.

Pour la gravelle urique, les alcalins transformeraient
l'acide urique insoluble dans l'urine, en urate, n'importe
la base, qui se dissout avec la plus grande facilité. De
cette façon, les graviers d'acide urique seraient dissous,
et la dissolution entraînée au dehors avec les urines.

Pour les gravelles phosphatique et oxalique, une
semblable action chimique ne pouvait être invoquée, et
Darcet assure qu'en pareil cas on obtient, non une
dissolution, mais une désagrégation des calculs.

Quelle que soit la valeur de ces explications, sur
lesquelles nous n'avons point à nous prononcer, il est
certain que la médication alcaline rend les plus signalés
services dans l'affection qui nous occupe.

Les eaux minérales dont l'alcalinité est la caractéristique doivent donc occuper le premier rang parmi les
agents de cette médication.

Les eaux minérales de Pougues, dont le carbonate de
chaux fait la base, ont donc le droit de revendiquer
une place importante parmi les stations de cette nature,

et ce droit que l'analyse chimique lui assure, est consacré, comme nous l'avons vu dans le premier chapitre de ce livre, par l'expérience clinique de plusieurs siècles.

Mais le traitement des concrétions urinaires par les eaux minérales, s'il tire un grand avantage de la composition alcaline de ces eaux, emprunte aussi quelque chose à la quantité du liquide absorbé. Par le fait de cette abondance, il arrive, d'une part, que, l'urine se trouvant à un moindre degré de concentration, les parties solides restent plus facilement en dissolution, et que, de l'autre, l'activité des reins se trouvant augmentée, les sables et les graviers qui pourraient se former, sont plus facilement et plus promptement expulsés.

On prévoit donc que la boisson d'eau minérale sera aussi abondante que possible, et que les bains devront aussi tenir une place importante dans le traitement. De plus, pour obtenir un effet diurétique plus considérable et lorsque aucune indication contraire ne s'y oppose, nous faisons boire, aux repas, du vin blanc coupé avec l'eau minérale, d'autant mieux que Pouilly, qui n'est qu'à quelques lieues de Pougues, fournit aux malades les produits d'un vignoble connu dans l'univers entier.

Le régime doit avoir ici une importance qu'il n'est pas permis de négliger. On doit impitoyablement proscrire les aliments succulents, les viandes noires et les liqueurs alcooliques. Sans tomber dans l'exagération de Magendie qui n'admettait qu'un régime purement végétal, les malades se nourriront de préférence de viandes blanches, de poissons et de légumes, et sauront résister aux sollicitations d'un appétit trop vorace.

3° MALADIES DE LA VESSIE.

Les seules affections qui doivent trouver place ici, sont : A. le catarrhe chronique de la vessie; B. l'incontinence d'urines. Les autres maladies de l'organe qui nous occupe sont du domaine de la chirurgie, ou ne trouvent à Pougues qu'une médication négative ou incertaine.

§ I. CATARRHE CHRONIQUE DE LA VESSIE OU CYSTITE CHRONIQUE.

Pour ne point surcharger notre tableau de divisions insignifiantes et trop exclusivement scientifiques, nous maintiendrons dans le même cadre le catarrhe chronique de la vessie et la cystite chronique, sans que nous ayons à craindre une confusion regrettable.

Parmi les causes prédisposantes de cette maladie, le sexe et l'âge paraissent jouer un rôle sur la réalité duquel l'observation clinique ne permet aucun doute. Il est incontestable, en effet, que les hommes et les personnes âgées sont plus fréquemment atteints de catarrhe vésical que les femmes et les jeunes gens. L'explication de ces faits n'est peut-être pas difficile à donner : le séjour prolongé de l'urine dans la vessie amenant presque fatalement l'inflammation chronique de cet organe; et les causes les plus ordinaires de cette accumulation du liquide urinaire étant incontestablement les rétrécissements du canal de l'urètre et les grandes contentions d'esprit qui procurent un oubli fréquent des besoins naturels, il s'ensuit que la femme dont le canal de l'urètre ignore presque les rétrécissements, grâce à sa disposition anatomique, et que les jeunes gens dont la vessie n'a point encore suffisamment subi l'influence des rétentions urinaires, doivent être soustraits aux effets de ces causes qui n'agissent point sur eux.

Nous venons de le dire, les rétrécissements de l'urètre et les professions qui exigent une grande contention d'esprit ont sur la production de la maladie que nous décrivons, une influence au moins égale à celle du froid et à celle de l'abus des diurétiques.

Lallemand fait jouer dans cette partie de l'histoire du catarrhe vésical un rôle considérable aux excès vénériens et à la masturbation; mais il faut mettre quelque prudence à accepter des assertions qui, eu égard aux préoccupations de l'auteur, peuvent bien ne pas être sans quelque exagération.

Quoi qu'il en soit, le début de la maladie est ordinairement insensible et ce n'est que plus tard lorsque l'affection a fait des progrès, qu'un sentiment de gêne se fait sentir vers le périnée et le rectum, que les dernières contractions de la vessie sont un peu douloureuses et que l'urine est rendue fréquemment et en petites quantités, surtout après les repas.

Dans cette urine, flotte un nuage plus ou moins épais qui n'est pas autre chose que du mucus sécrété par la surface enflammée ; au bout d'un certain temps, ce mucus se rassemble en un dépot quelquefois très-abondant, ordinairement blanc ou d'un blanc grisâtre, quelquefois d'une couleur un peu foncée. Lorsqu'on laisse l'urine se refroidir dans un vase, on remarque qu'elle acquiert rapidement l'odeur ammoniacale.

Toutes les affections de l'appareil génito-urinaire, sont presque constamment accompagnées de tristesse et d'hypocondrie ; le catarrhe vésical ne fait pas exception à cette règle, et l'abattement moral dans lequel sont jetés les malades, est quelquefois l'accident le plus grave que l'on ait à redouter.

Sous ce rapport, le voyage et le séjour aux eaux amènent très-souvent des modifications heureuses, et doivent être recherchés, dussent-ils ne produire que ces résultats.

Mais certaines eaux minérales, et en particulier celles de Pougues ont par elles-mêmes une action médicamenteuse, qu'une expérience de plusieurs siècles a mise hors de doute. Il me serait assez difficile d'expliquer la nature de cette action ; mais il me suffit de la constater avec tous les médecins qui se sont occupés de la médecine hydro-minérale.

D'après ce que nous avons dit relativement à l'influence exercée par la présence de l'urine dans la vessie, on comprend que la quantité du liquide à ingérer ne doit pas être considérable ; aussi recommandons-nous aux malades une certaine sobriété, et il est rare que nous leur fassions boire plus de quatre verres d'eau minérale par jour.

Malgré ces précautions, il arrive fréquemment que la maladie semble prendre un caractère d'acuité dont s'effrayent beaucoup les malades, et qui n'est souvent que le prélude de la guérison.

C'est une sorte de crise dont il est facile de prévenir les écarts en ordonnant un régime alimentaire très-doux, en proscrivant le vin blanc et en soumettant tous les jours le malade à un bain général ou mieux encore à un bain de siége à eau courante.

Il est inutile d'ajouter que si le catarrhe de la vessie était entretenu par un rétrécissement de l'urètre, par un engorgement de la prostate ou par la présence d'un corps étranger dans le réservoir urinaire, il faudrait, avant toutes choses, faire disparaître ces affections par les ressources que possèdent, soit la chirurgie, soit la thérapeutique ordinaire.

§ II. INCONTINENCE D'URINES

On n'attend pas ici de nous un article bien long sur les causes qui peuvent amener une émission anormale des urines, car il y aurait superfluité à signaler parmi ces causes les lésions du cerveau et de la moelle, les maladies organiques de la vessie, la présence d'un corps étranger dans cet organe, etc., etc.; il ne peut s'agir, en cette place, que de l'incontinence due à l'atonie du sphincter et du col vésical.

Bien qu'elle puisse se prolonger au delà de la puberté, cette affection appartient ordinairement à l'enfance, et revêt un caractère intermittent qui est caractérisé par l'épithète de nocturne.

Mondière, qui a fait de cette maladie une étude spéciale, prétend que l'atonie dont nous avons parlé tout à l'heure, est localisée sur les parties de l'organe vésical que nous avons nommées, et que le plus généralement les enfants atteints de cette infirmité sont forts et robustes.

Valleix ne partage pas entièrement cette opinion, et il prétend que « la *profondeur du sommeil* chez les enfants est ce qui les empêche de sentir le besoin d'uriner, de telle sorte que l'irritation qui est produite par la distension de la vessie, et qui en détermine la contraction sans qu'ils en aient la conscience, est la seule cause qu'il faille invoquer. Plus tard, cette émission involontaire devient, pour ainsi dire, une habitude invétérée qu'il est souvent très-difficile de faire disparaître. »

Nous ne comprenons pas bien comment une habitude, quelque invétérée qu'elle soit, puisse céder à l'usage de la belladone, des ferrugineux et des immersions dans l'eau froide, ainsi que Valleix lui-même en rapporte des exemples.

Quoi qu'il en soit de ces théories, car, à tout prendre, les explications importent peu dans la pratique médicale où l'observation domine tout, il est incontestable que les ferrugineux, les toniques et l'eau froide occupent dans la médication de l'incontinence d'urines une place importante que recommandent encore les grands noms de Guersant et de Dupuytren.

La thérapeutique ordinaire emploie concurremment toutes ces ressources que nous trouvons réunies à Pougues.

L'usage interne de l'eau minérale sera modéré pour ne pas augmenter la sécrétion urinaire, et l'on devra rarement dépasser trois ou quatre verres par jour.

L'usage externe consistera, selon les indications individuelles, en douches, soit partielles, soit générales; en immersions froides, soit de tout le corps, soit seulement de la partie inférieure du tronc.

Les douches, qu'elles soient générales ou qu'elles ne soient administrées que sur les reins et le périnée, sont toujours en pluie fine ou à l'arrosoir.

Les immersions, soit générales, soit locales, consistent à se plonger plusieurs fois dans l'eau froide pendant l'espace de trois à quatre minutes. Au sortir de ces immersions, il faut avoir le soin de bien essuyer le malade, de le couvrir chaudement et de lui recommander l'exercice. Trois ou quatre tours dans le parc suffisent pour amener la réaction.

Pour seconder l'action de ce traitement, il faut ici faire exception à la règle générale que nous avons posée ailleurs, relativement au régime alimentaire que l'on doit suivre aux eaux de Pougues.

En cette occasion, le régime sera fortifiant et tonique; les viandes noires et rôties auront la préférence sur les viandes blanches, et l'on devra, à ses repas, boire du vin de Bordeaux pur ou coupé avec l'eau minérale.

4° MALADIES DU CANAL DE L'URÈTRE.

Le canal de l'urètre est commun à l'appareil génital et à l'appareil urinaire.

La seule affection de ce canal qui soit du domaine des eaux de Pougues, la blennorrhée, appartient au cadre des maladies de l'appareil génital, et, par conséquent, trouvera mieux sa place dans le chapitre réservé à ces affections.

Nous n'avons point ici à parler des rétrécissements de l'urètre, dont le traitement est revendiqué par la chirurgie, et non par les eaux minérales.

Ce n'est donc que pour compléter le tableau des maladies de l'appareil urinaire, que nous avons mentionné ici le canal de l'urètre.

MALADIES DE L'APPAREIL GÉNITAL.

Il nous est impossible de ne pas établir tout de suite deux grandes divisions :

1° Maladies de l'appareil génital chez l'homme ;
2° Maladies de l'appareil génital chez la femme.
C'est dans cet ordre que nous allons procéder.

1° MALADIES DE L'APPAREIL GÉNITAL CHEZ L'HOMME.

Parmi les nombreuses maladies dont l'appareil génital de l'homme peut être affecté, nous ne voyons guère que les pertes séminales et la blennorrhée qui soient tributaires des eaux de Pougues, et encore faut-il que ces affections soient sous la dépendance d'une certaine atonie, ou tout au moins liées à un état de faiblesse soit générale, soit locale.

Nous ne parlerons pas ici de l'impuissance copulatrice, car malgré les observations physiologiques que nous avons faites et que nous avons rapportées dans le chapitre IV de cette première partie, nous ne possédons aucun fait pathologique dont nous puissions nous autoriser ; et comme nous ne voulons, pour aucun motif, manquer aux lois de la vérité que nous nous sommes promis de toujours observer, nous préférons nous abstenir que de nous hasarder en une voie où nous serions sans guide et sans soutien.

A priori cependant, et en n'ayant égard qu'à l'excitation générale que produisent les eaux de Pougues, on peut prévoir que certaines faiblesses des organes copulateurs, celles que l'on pourrait nommer la syncope génitale, retireront un certain bénéfice de l'administration de nos eaux.

Mais, dans ces cas, l'impuissance ne peut être considérée comme une entité morbide; elle est si étroitement liée à l'état général de l'organisme, qu'il faut modifier ce dernier pour que la syncope génitale disparaisse ; par conséquent, la médication qui s'adresse à l'atonie copulatrice, se confond avec la médication dirigée contre la faiblesse générale dont nous aurons à parler tout à l'heure.

Tout compte fait, nous ne devons donc nous entretenir ici que des pertes séminales et de la blennorrhée.

Et encore, cette dernière, qui affecte également la femme, sera renvoyée, pour éviter un double emploi, dans le cadre réservé aux maladies de l'appareil génital du sexe féminin.

SPERMATORRHÉE OU PERTES SÉMINALES.

La spermatorrhée se rattache à des causes si différentes et si peu compatibles avec l'action thérapeutique des eaux de Pougues, que nous serions avec juste raison taxé d'ignorance ou d'impéritie, si tout d'abord nous n'établissions pas une ligne de démarcation entre la spermathorrée guérissable à Pougues, et toutes les autres pertes séminales qui, par leur cause ou leurs lésions anatomiques, seraient inutilement ou dangereusement traitées à notre station.

D'après Lallemand, la cause la plus fréquente de la spermatorrhée est la blennorrhagie mal soignée et mal guérie. L'inflammation blennorrhagique se communique à la prostate, aux vésicules séminales, par les conduits éjaculateurs, s'y fixe d'une manière chronique, et y détermine ces lésions graves qu'il a signalées dans son ouvrage.

Les excès vénériens et la masturbation, qui viennent ensuite, produisent des accidents analogues, et, comme la blennorrhagie, amènent la perte du sperme mêlé à du mucus, à du muco-pus et même à du pus véritable.

Comme mémoire, nous rappellerons aussi qu'au nombre des causes de la spermatorrhée on place le vice dartreux, l'existence d'oxyures vermiculaires, la longueur du prépuce, la constipation, etc., etc.

On comprend sans peine que les eaux de Pougues n'ont aucune espèce d'influence sur ces diverses sortes de spermatorrhée, et que même pour quelques-unes d'entre elles, pour celles qui s'accompagnent de lésions graves, elles ne seraient pas administrées sans quelque danger.

Mais à côté de ces spermatorrhées, dont nous n'avons pas à nous occuper ici, il est des pertes séminales, nocturnes ou diurnes, qui tiennent essentiellement à une flaiblesse générale de l'organisme, ou plus simplement encore à une atonie locale des organes générateurs.

Dans ces cas, plus nombreux qu'on ne le pense, où les toniques sous toutes les formes, réussissent à merveille, les eaux de Pougues ont une efficacité qu'elles doivent surtout à la présence du fer.

Cette spermatorrhée se reconnaît facilement à la petitesse du pouls, à la flacidité des chairs, à la blancheur des tissus, en un mot à tous les attributs du tempérament lymphatique.

Les pertes se produisent indistinctement pendant la nuit, sans érection de la verge et sans plaisir, ou pendant le jour, à la suite de la mixtion ou des efforts de la défécation.

Le dépérissement, quoique progressif, est plus marqué que dans les autres spermatorrhées, à cause précisément de l'état de faiblesse où se trouve déjà l'organisme.

Les fonctions digestives sont fréquemment troublées, et ces troubles amènent une insuffisance de nutrition qui ne contribue pas peu au marasme général de l'économie; sous ce dernier rapport, les eaux de Pougues sont encore indiquées et contribuent au retour des forces en rétablissant l'intégrité des fonctions digestives.

Mais pour que nos eaux minérales procurent tous les bénéfices qu'on leur vient demander, il ne faut pas attendre que la maladie ait atteint des limites extrêmes, et que l'organisme soit tombé dans une prostration complète: quand la vie offre encore des ressources et que les pertes ne sont pas trop fréquentes, on peut espérer un retour à la santé d'autant plus prochain que toutes les conditions du traitement auront été bien remplies.

Ces conditions sont de plusieurs sortes :

1º Avant toutes choses, il faut tarir la source du mal, empêcher la reproduction des pertes qui ont amené et qui entretiennent le dépérissement.

2º Réparer les forces perdues et rendre à l'estomac l'intégrité de ses fonctions, pour que s'opère ce retour des forces sous l'influence d'une bonne nutrition.

3º Enfin, combattre la mélancolie et même l'hypocondrie qui, presque constamment, accompagnent les maladies des organes génitaux en général et les pertes séminales en particulier.

La première indication est remplie par l'usage externe de l'eau ; nous préférons les douches aux bains, et dans les cas très-rares où les douches ne peuvent être administrées, nous recourons au bain d'immersion, dont nous avons plus d'une fois donné la description dans le cours de cet ouvrage. La douche est d'abord générale, et ce n'est que vers le milieu et même à la fin du traitement que nous dirigeons le jet sur le périnée et sur la partie inférieure des reins.

La réparation des forces s'obtient tout à la fois par un bon régime alimentaire et par l'usage interne de l'eau minérale. La quantité de celle-ci variera selon les susceptibilités et la détérioration de l'estomac. On peut commencer par de petites doses et aller en augmentant au fur et à mesure que le liquide est bien supporté. Les viandes noires et rôties, les légumes herbacés, les œufs, le chocolat et le vieux vin de Bordeaux doivent ici seconder l'action reconstituante des eaux de Pougues.

La troisième indication, enfin, celle des distractions, trouve ses ressources dans les plaisirs et les promenades dont nous avons pris soin de faire l'énumération dans la seconde partie de cet ouvrage.

2° MALADIES DE L'APPAREIL GÉNITAL CHEZ LA FEMME.

Les organes qui, chez la femme, servent à la reproduction, sont 1° le vagin ; 2° l'utérus ; 3° les trompes de Fallope ; 4° les ovaires.

Les maladies, dont ces organes peuvent être atteints

sont fort nombreuses ; mais il n'en est que quelques-unes, celles qui affectent plus particulièrement l'utérus, qui ressortent des eaux minérales en général, et de celles de Pougues en particulier.

Le dérangement de la menstruation, qu'il faut, dans certains cas, faire remonter jusqu'aux ovaires, rentrent communément dans la description des maladies utérines ; comme de plus, en cette place, nous n'avons point à faire un traité sur la matière, nous suivrons les erre-ments ordinaires et nous parlerons de la menstruation à l'occasion des maladies de l'utérus.

Ces maladies sont de deux sortes :

Les unes purement fonctionnelles et sans lésion des tissus.

Les autres caractérisées par une lésion de tissus, accompagnées ou non de troubles fonctionnels appa-rents.

Les premières comprennent tous les dérangements de la menstruation, depuis l'absence complète du flux cataménial jusqu'à la véritable hémorrhagie.

Les secondes sont constituées par des lésions anato-miques, depuis le simple engorgement jusqu'aux ulcé-rations du col, avec production d'un liquide de nature essentiellement variable.

Il est inutile de répéter ici que nous ne comprenons dans ce cadre que celles des affections utérines qui sont tributaires des eaux minérales, et que nous n'en-tendons en aucune façon parler des dégénérescences et des ulcérations par trop spécifiques.

Ceci bien compris, nous allons examiner les maladies utérines dans l'ordre que nous venons d'indiquer.

§ I. LÉSIONS FONCTIONNELLES DE L'UTÉRUS OU TROUBLES DE LA MENSTRUATION.

La menstruation est une des fonctions les plus importantes de la vie de la femme. Sans parler de l'empire considérable qu'elle exerce sur la santé générale, il suffit de rappeler que son apparition est le signal de la fécondi'é, et que sa suppression, passagère ou définitive, marque la stérilité, la plus grande douleur qui puisse être infligée à la femme.

La première apparition des règles varie suivant plusieurs circonstances : les climats paraissent avoir une influence marquée sur cette fonction, et tout le monde sait que dans les pays chauds les jeunes filles sont bien plus tôt pubères que dans les pays froids. Si, sans sortir de l'Europe, on consulte les statistiques dressées dans différentes villes, on trouve les résultats suivants: à Paris, les premières menstruations ont lieu, en moyenne, de 14 à 15 ans; à Marseille, à Manchester, à Gœttingue, en Norwége, elles paraissent à 15 ans, et à Lyon et à Varsovie à 16 ans. En Laponie, selon M. Wretholm, les femmes ne seraient réglées qu'à 18 ans lorsqu'elles restent dans les montagnes ; elles le seraient deux ou trois ans plus tôt quand elles se fixent à proximité des côtes ou en Suède.

La moyenne que nous venons d'établir souffre des exceptions, tant sous le rapport des menstruations tar-

dives que sous celui des menstruations précoces; la
science renferme à ce sujet bien des faits extraordi-
naires : Pecklin cite l'observation d'une femme mariée,
fort bien portante, âgée de 40 ans, qui n'avait jamais
été réglée. Dès les premières nuits d'un second mariage,
lesrègles apparurent et continuèrent régulièrement pendant deux ans, au bout desquels elle devint enceinte.
Des cas de menstruation précoce sont aussi singuliers
que celui que nous venons de rapporter. M. Susevind
a vu une fille de 17 mois qui était réglée depuis l'âge
d'un an; d'Outrepont cite une fille qui, à l'âge de deux
semaines, avait quatre dents, et fut régulièrement
menstruée dès 9 mois; Carus a observé une femme
qui fut réglée à 2 ans, devint enceinte à 8, et mourut
dans un âge avancé. Dans tous ces cas, les autres
signes de la puberté existaient, c'est-à-dire que les
seins étaient très-développés ainsi que le mont de
Vénus.

Après l'influence des climats sur la première apparition des règles, on a observé que cette fonction s'é-
tablit un peu plus tôt dans les villes, à Paris surtout,
que dans les campagnes; dans les classes riches que
chez les pauvres.

Le tempérament joue également ici un rôle important, et l'on peut dire d'une manière générale que les
femmes sanguines sont les premières réglées, puis les
lymphatico-sanguines, les lymphatico-nerveuses, et en
dernier lieu, les lymphatiques.

L'état de santé ou de maladie n'est pas aussi sans

influence sur les menstrues, ainsi que nous le dirons tout à l'heure.

La cessation définitive des règles n'est pas soumise à des lois plus exactes que leur première manifestation; cependant on peut dire qu'elle arrive ordinairement de la quarantième à la cinquantième année, plus tôt ou plus tard, selon que la première apparition a été précoce ou tardive.

L'écoulement menstruel n'a pas un type de périodicité toujours égal. Suivant quelques observateurs, la période serait une moyenne de vingt-huit jours; selon d'autres elle serait de trente jours. Quoi qu'il en soit, il n'y a aucune liaison entre l'apparition des règles et le cours de la lune, et rien n'autorise à dire que, sous ce rapport, les femmes subissent l'empire de cet astre.

La durée de l'écoulement cataménial n'offre pas plus de régularité que les diverses circonstances que nous venons d'énumérer; d'après les statistiques, elle serait, dans l'ordre de fréquence, de huit, trois, quatre, deux cinq, six, dix, sept jours. On peut dire d'une manière générale, que l'écoulement menstruel se prolonge plus longtemps chez les femmes des villes que chez les femmes de la campagne; chez les femmes petites, délicates, nerveuses, que chez celles qui sont grandes, fortes et sanguines; chez les personne qui mènent une vie sédentaire, molle, voluptueuse, que chez celles qui se livrent à des occupations actives et dont les habitudes et les mœurs sont régulières.

Ces rapides considérations sur cette partie de la

physiologie de l'utérus nous ont paru nécessaires pour l'élucidation des troubles de la menstruation.

Ainsi que nous l'avons dit dès le début de cet article, ces troubles passent par des degrés divers et présentent des nuances nombreuses ; cependant, on peut tous les ramener à deux chefs, et l'on a alors : 1° les troubles qui agissent sur la quantité et sur la qualité du sang menstruel ; 2° les troubles qui portent leur action sur le type de périodicité et sur la durée de l'écoulement.

Sous le premier chef se rangent :

1° L'absence, la difficulté et la suspension de l'écoulement, que l'on désigne en médecine sous les noms d'aménorrhée, de dysménorrhée et d'arrêt menstruel, sans parler, bien entendu, de la suppression définitive des menstrues qui arrive par suite de l'ordre ordinaire des choses ;

2° L'augmentation de l'écoulement ou hémorrhagie menstruelle ;

3° L'altération du liquide de l'écoulement.

Sous le second chef viennent se placer :

1° Les menstruations déréglées ;

2° Les menstruations sans période.

Pour le sujet qui nous occupe, il n'est pas nécessaire de nous astreindre à ces divisions dont nous ne contestons pas l'utilité ailleurs, et nous ne considérerons les troubles de la menstruation qu'aux points de vue : A. de la quantité, B. de la qualité du liquide excrété.

Sous le premier chef nous comprendrons l'aménorrhée, la dysménorrhée, la suspension momentanée des règles, et les menstruations déréglées et sans périodes fixes.

Sous le second chef viendront se ranger les altérations du liquide menstruel, depuis le simple mélange du sang et de mucosités jusqu'à la décomposition complète du fluide sanguin.

Bien souvent la même cause amène des troubles dans la quantité et dans la qualité du sang cataménial, et il n'est pas rare de voir des maladies, la chlorose, par exemple, caractérisées par la réunion de tous ces symptômes ; nous aurons soin d'indiquer cette coïncidence à mesure que l'occasion s'en présentera.

A. — *Troubles affectant la quantité du sang menstruel.* — Ces troubles présentent tous les degrés, depuis l'aménorrhée la plus complète jusqu'à l'hémorrhagie.

L'aménorrhée et la dysménorrhée reconnaissent presque toujours la même cause, et ne sont que des phénomènes différents du même état morbide.

La suspension et l'irrégularité de la menstruation se rattachent à des causes bien différentes les unes des autres, et que nous ferons connaître tout à l'heure.

Enfin, l'écoulement cataménial prenant le caractère d'une hémorrhagie, tient la plupart du temps à une lésion de l'utérus dont l'examen nous occupera plus loin.

En nous rappelant ce que nous avons dit plus haut relativement à la physiologie de la menstruation, nous devons faire remonter au tempérament et à la constitution, la responsabilité la plus grande dans la manifestation de ces phénomènes morbides, et arriver, par une conséquence naturelle, aux maladies qui sont les attributs de ce tempéramment, et dont les troubles de la menstruation ne sont que des symptômes.

Au premier rang des tempéraments et des constitutions qui sont essentiellement favorables aux troubles de la menstruation, se placent le tempérament lymphatique et les constitutions débiles et souffreteuses; plus les attributs de ce tempérament et de cette constitution sont caractérisés, et plus les règles éprouvent de la difficulté à s'établir et à reparaître d'une manière régulière. La chlorose, qui est une suprème manifestation de ce tempérament, est toujours marquée, ainsi que nous le dirons quand nous nous occuperons de cette maladie, soit par l'aménorrhée, soit par la dysménorrhée.

Le lymphatisme du tempérament et la débilité de la constitution ne sont pas toujours des infirmités congénitales ; une nourriture mauvaise ou insuffisante, l'absence d'aération et d'insolation; en un mot, une hygiène détestable peut les produire, et ces circonstances deviennent alors, indirectement, il est vrai, des causes des troubles fonctionnels de l'utérus.

Les émotions morales vives, l'impression subite du froid, le contact de l'eau, etc., au milieu de la période cataméniale, arrêtent souvent l'écoulement menstruel qui, plus tard, éprouve les difficultés les plus grandes à reprendre son cours régulier.

Telles sont, avec quelques vices de conformation dont nous n'avons pas à nous occuper ici, et avec quelques maladies chirurgicales qui n'incombent pas aux eaux minérales, les causes les plus ordinaires et les plus fréquentes de la non apparition, des difficultés d'établissement, des suspensions et des irrégularités des règles.

Par le rôle important que, dans la production de ces phénomènes, jouent le tempérament lymphatique, les constitutions débiles et les affections qui semblent en être la dernière expression, comme la chlorose, l'anémie, la scrofule, etc., on prévoit déjà, eu égard au fer et à l'iode qu'elles contiennent, combien les eaux de Pougues peuvent intervenir efficacement dans la cure de ces maladies.

Les eaux doivent être employées sous toutes les formes, à l'intérieur et à l'extérieur.

Comme boisson il n'est pas nécessaire d'atteindre des limites extrêmes, et l'on peut ne pas dépasser trois verres le matin et trois verres le soir ; dans tous les cas il faut aux repas couper le vin avec l'eau minérale dans la proportion de un tiers d'eau pour deux tiers de vin.

Aux bains généraux nous préférons beaucoup l'immersion ; mais il est des malades qui ne la peuvent supporter, surtout au début, et il faut alors commencer par les bains dont la température sera assez basse et dont la durée ira progressivement en diminuant ; on arrive ainsi à la véritable immersion.

Les douches seront tout à la fois générales et locales. Générales avec l'arrosoir au début et le jet ensuite ; locales, elles seront directement dirigées sur l'utérus soit par le vagin, soit à travers les parois du périnée et de l'abdomen.

Des frictions sèches ou faites avec un liquide composé d'ammoniaque et d'eau de Cologne compléteront le traitement externe et seront principalement pratiquées après les bains.

Ainsi que nous le dirons en parlant de la chlorose, les exercices gymnastiques, la promenade et un régime substantiel seconderont les effets de cette médication et auront droit à réclamer leur part dans la guérison.

B. — *Troubles affectant la qualité du sang menstruel.* — Cette altération se présente sous deux formes bien différentes et qui très-souvent cependant se trouvent réunies. Dans la première il y a décomposition du fluide sanguin : la partie colorante, les globules disparaissent plus ou moins complétement et l'écoulement se compose alors d'un liquide à peine rosé dont la sérosité fait la base. Dans le second cas l'altération est produite par le mélange du sang avec des mucosités plus ou moins purulentes, et l'écoulement est alors d'un rouge sale dont les taches sur le linge sont entourées d'un cercle de matière purulente.

La première de ces altérations est comme un des attributs du tempérament lymphatique et par suite de la chlorose. Nous verrons tout à l'heure, en traitant de cette maladie, l'importance qu'il faut attacher à cette décomposition du sang menstruel.

La seconde altération présente de nombreuses nuances ; d'abord le sang lui-même, et la chose n'est pas rare, est plus ou moins décomposé comme dans les cas précédents ; ensuite le liquide blanc qui se mélange au fluide cataménial subit des degrés divers de coloration et de consistance, selon qu'il est formé par des mucosités, du mucus, du muco-pus ou du pus véritable.

Cet écoulement n'est pas spécial à l'époque menstruelle; il subsiste en dehors des règles et est connu sous le nom de *pertes blanches*, de *flueurs ou fleurs blanches*.

Il est peu de femmes, surtout parmi celles qui vivent dans le luxe et l'oisiveté des grandes villes, qui ne perdent plus ou moins en blanc. Quand l'écoulement n'est constitué que par des mucosités, il est presque toujours et exclusivement dans la dépendance du tempérament lymphatique, de la chlorose ou d'une mauvaise hygiène; mais si aux mucosités se trouvent mêlés de la matière purulente ou du pus, ou bien encore si l'écoulement est sanguinolent en dehors des époques menstruelles, il existe presque à coup sûr une lésion plus ou moins grave, soit du col, soit du corps de la matrice; quelquefois on n'a affaire qu'à un simple catarrhe utérin et quelquefois la matière purulente est produite par des ulcérations, sans parler des affections plus graves, telles que polype, cancer, etc.

Dans le premier cas, les fleurs blanches rentrent dans l'histoire des accidents qu'amènent le tempérament lymphatique et la violation des règles de l'hygiène, et dont nous avons exposé plus haut le traitement par les eaux minérales de Pougues, ou dans l'histoire des symptômes de la chlorose dont nous nous occupons plus loin.

Dans le second cas, elles ne sont que la manifesta-

tion de lésions anatomiques dont il nous reste maintenant à parler.

§ II. LÉSIONS ANATOMIQUES DE L'UTÉRUS.

Pour apporter quelque clarté en une matière où les
opinions sont si divergentes, nous partagerons les lésions anatomiques de l'utérus en deux grandes classes :
1° celles qui n'offrent aucune perte de substance ;
2° celles qui se présentent avec perte de substance.

Dans la première classe, et en restant toujours dans
le cadre qui nous est tracé, nous avons la métrite chronique et l'engorgement utérin.

Dans la seconde classe, viennent se ranger les érosions et les ulcérations de toutes sortes.

C'est dans cet ordre que nous allons étudier le sujet
de cet article.

1° LÉSIONS ANATOMIQUES SANS PERTE DE SUBSTANCE. —
La métrite chronique et l'engorgement utérin sont con-
fondus par beaucoup d'auteurs, et considérés comme
ne constituant qu'une seule et même maladie.

C'est une erreur.

Sans doute ces deux affections ont de nombreux points
de contact, mais leur histoire n'est pas entièrement identique, et la pathologie utérine ne peut rigoureusement
les confondre sans tomber dans les écarts de l'école de
Broussais.

Cependant au point de vue où nous sommes placé
et dans le cadre étroit qui nous enserre, il n'y a pas
grand dommage à suivre les errements de nos prédé-

cesseurs. Seulement nous avons tenu à insérer ici notre protestation et à faire nos réserves sur un point que nous ont rendu familier des études spéciales.

Mais à côté de ces lésions qui intéressent le tissu propre de la matrice, soit le col, soit le corps, la lésion de la muqueuse utérine peut seule exister, et l'on a alors ce que l'on nomme le catarrhe utérin.

Assez souvent l'inflammation chronique dépasse la muqueuse et se complique, soit d'une métrite, soit d'un engorgement.

Nous dirons, quand le moment sera venu, en quoi ces complications aggravent le simple catarrhe et en quoi elles peuvent en modifier le traitement.

1o *Métrite chronique ou engorgement utérin.* — L'engorgement peut atteindre simultanément ou tour à tour soit le corps, soit le col de la matrice.

Quand l'engorgement occupe le corps et qu'il est assez prononcé, il entraîne fatalement l'utérus hors de sa position normale, et l'on observe alors ces déviations qui, dans quelques cas, sont pour la femme une cause incessante de souffrances.

Quand l'engorgement siége sur le col, il donne naissance à ces rougeurs, à ces érosions et à ces ulcérations qui résistent si opiniâtrement aux caustiques, par cela seul que les caustiques, intempestivement employés, aggravent au lieu d'amender l'engorgement.

Enfin, quand l'engorgement occupe tout à la fois le corps et le col de l'utérus, il se produit la double série d'accidents que nous venons d'énumérer.

De plus, dans beaucoup de cas, la fonction cataméniale est troublée, soit mécaniquement, soit d'une manière pathologique, et la muqueuse utérine peut, de son côté, participer à ces désordres et y mêler une leucorrhée plus ou moins abondante.

L'engorgement utérin ne se présente pas toujours avec un cortége aussi effrayant de symptômes douloureux. Il y a, dans la maladie, des degrés qui sont des guides surs pour le succès de la médication hydro-minérale.

Cette médication réside surtout dans l'emploi externe de l'eau. L'usage interne de l'eau de Pougues n'a ici qu'une importance secondaire, et ne reprend son rôle véritablement salutaire que lorsque l'engorgement est indolent et qu'il s'accompagne de fleurs blanches abondantes, que le tempérament est lymphatique, ou que la constitution générale est frappé de chloro-anémie.

En dehors de ces circonstances qui, il est vrai, se présentent fréquemment dans la pratique, il faut apporter quelque circonspection dans l'usage interne des eaux de Pougues, car elles ne seraient pas sans danger, sous cette forme, si l'engorgement s'accompagnait de douleurs vives dans la région hypogastrique, et surtout s'il arrivait des hémorrhagies plus ou moins fortes en dehors des époques menstruelles.

Quant à son emploi externe, l'eau de Pougues sera administrée en bains, en douches et en injections. Ces trois formes seront combinées entre elles selon la physionomie de l'engorgement et les forces de la malade. Sous ce rapport, on ne peut à l'avance fixer aucune règle, et il faut laisser au tact du médecin le soin de cette appréciation.

2º *Catarrhe utérin.* — L'inflammation chronique de la muqueuse utérine ou catarrhe utérin, se traduit toujours par un écoulement vaginal de mucosités purulentes qui, dans les cas de pléthore, d'acuité ou d'engorgement de la matrice, deviennent sanguinolentes.

Quand ce dernier caractère existe et s'accompagne de douleurs dans la région hypogastrique, il faut apporter une certaine circonspection dans l'usage interne de l'eau de Pougues, et ne recourir d'abord qu'aux pratiques hydrothérapiques.

Celles-ci comprendront les bains, les douches et les injections vaginales, comme pour l'engorgement utérin ; on les combinera selon les forces de la malade et les symptômes que présentera l'affection. Ici encore il faut faire une large part au jugement du médecin.

2º LÉSIONS ANATOMIQUES AVEC PERTE DE SUBSTANCE.— Nous n'avons guère à considérer ici que les érosions et les ulcérations, et, au point de vue de la thérapeutique hydro-minérale en général et en particulier de celle par les eaux de Pougues, il suffit de distinguer les pertes de substance qui sont comme un épiphénomène de l'engorgement, du catarrhe utérin ou de la métrite chronique, des pertes de substance qui sont liées à une exagération du tempérament lymphatique.

Le toucher, l'examen au speculum et l'étude de la constitution de la malade, indiquent bientôt à quelle nature d'ulcérations on a affaire.

Selon les cas, on agira, ainsi que nous l'avons dit plus haut, en parlant soit des lésions anatomiques de l'utérus, soit des troubles amenés par le tempérament lymphatique et une mauvaise hygiène.

MALADIES GÉNÉRALES.

Jusqu'à présent, nous avons examiné des maladies circonscrites dans un organe, ou tout au moins dans un système d'organes, et qui, malgré un retentissement plus ou moins prononcé sur l'organisme, avaient un siége précis où l'on pouvait les saisir et les combattre.

Il n'en va plus être ainsi.

Les états morbides que nous allons maintenant étudier ne se peuvent expliquer par aucune lésion anatomique, et il nous faudra remonter aux sources même de la vie pour trouver la cause de désordres fonctionnels dont la variété égale seule le nombre.

Le sang est cette source précieuse où les organes puisent incessamment les principes de leur nutrition, de leur accroissement et de leurs forces; c'est le véhicule de toute vitalité, si l'on peut ainsi dire, car il charrie sans cesse les éléments nécessaires non-seulement à la santé, mais encore à la vie.

Des circonstances nombreuses peuvent empêcher le sang de remplir cette mission délicate et suprême; nous n'avons point ici à les passer toutes en revue, et ce serait étrangement sortir du cadre tout spécial de ce livre que de nous arrêter aux obstacles mécaniques opposés au cours du sang, tels, par exemple, que la présence d'une tumeur, que le défaut d'élasticité des parois du cœur, etc., etc., affections graves, mais contre lesquelles les eaux de Pougues sont inutiles ou nuisibles. D'ailleurs, le chapitre suivant, dans lequel nous traitons des maladies qu'il ne faut pas envoyer à notre station minérale, les comprend dans son cadre et nous dispense de nous en occuper davantage ici.

En cette place, notre rôle est borné aux affections qui trouvent aux eaux de Pougues soulagement ou guérison, et, pour ce qui regarde la circulation sanguine, nous n'avons à noter que les altérations que le fluide lui-même subit dans sa composition intime.

Ces altérations peuvent atteindre un seul ou plusieurs des éléments constitutifs du sang; elles affectent des intensités différentes et marquent ainsi des nuances qui forment les divers degrés de la maladie.

Les altérations les plus graves consistent en modifications survenant dans la nature des substances organiques du sang, telles que la fibrine, l'albumine, l'albuminose, la biliverdine, etc., et qui sont le point de départ de maladies diathésiques et infectieuses; d'autres fois, il n'y a que modification de la quantité et de la coagulabilité de ces substances, comme dans l'albuminerie et le rhumatisme; enfin, dans quelques circonstances, la quantité des éléments anatomiques en suspension peut être modifiée : celle des globules blancs peut augmenter, comme dans la leucocythémie, ou celle des globules rouges diminuer, comme dans la chlorose et l'anémie.

De toutes ces affections, les deux dernières, caractérisées par l'abaissement dans la quantité des globules rouges du sang, doivent seules nous occuper ici.

Nous allons en **tracer** rapidement l'histoire.

1° ANÉMIE.

Ainsi que nous venons de le dire, l'anémie n'est pas autre chose qu'une diminution des globules rouges du sang. D'après les belles recherches de MM. Andral et Gavarret, la moyenne normale des globules est de 127 sur 1,000. L'abaissement de ce nombre à 113 et même au-dessous n'est pas incompatible avec l'état de santé, quoiqu'il se lie souvent à des troubles morbides, et particulièrement aux commencements de la chlorose. C'est le chiffre 80 qu'on doit regarder comme la limite où le vice du sang commence à être décidément morbide par lui-même. Le mal est plus grand encore si les globules tombent à 60 ou à 50. L'eau augmente dans le sang à proportion que les globules y diminuent ; les autres principes constituants ne subissent, en général, aucune variation pathologique pendant cette interversion des rapports naturels entre la quantité d'eau et celle des globules; leur proportion se maintient dans les limites normales de 75 à 94.

L'anémie est rarement une maladie essentielle, c'est par là qu'elle se distingue de la chlorose, dont nous parlerons tout à l'heure ; elle succède presque toujours à quelque circonstance débilitante : les hémorrhagies abondantes, les maladies graves et longues, le défaut

9.

de nutrition, l'absence d'insolation et d'aération, les chagrins, les affections morales, etc.

Cependant, l'anémie se montre quelquefois d'une manière primitive chez les ouvriers qui travaillent dans les mines et principalement dans les mines de houille.

Mais quelle soit essentielle ou consécutive, l'anémie revêt les mêmes caractères et réclame le même traitement.

Quant aux caractères morbides, ils consistent surtout dans la décoloration de la peau et des surfaces muqueuses, dans l'affaiblissement de toutes les forces de l'économie et dans le trouble de presque toutes les fonctions de la vie.

En ce qui regarde le traitement, ce serait une grave erreur que de penser qu'il suffit d'introduire dans l'organisme une quantité de fer proportionnelle à celle des globules rouges que le sang a perdu, car pour atteindre ce but il ne serait pas nécessaire de recourir aux eaux minérales.

Comme celle de la chlorose, la médication de l'anémie est essentiellement complexe, et elle risquerait fort de s'égarer d'une manière étrange, si dans la source minérale qu'on veut opposer à ces affections on ne tenait compte que de la quantité de fer qu'elle renferme.

Il est donc de la plus haute importance de bien spécifier les conditions de ce traitement; mais, pour nous épargner une répétition inutile, on nous permettra de renvoyer ces considérations après la définition que nous allons donner de la chlorose.

2° CHLOROSE.

Désignée plus communément sous les noms de *pâles couleurs*, de *chloro-anémie*, la chlorose a été longtemps considérée comme exclusive au sexe féminin et en particulier aux jeunes filles; les anciens ont consacré cette opinion par des dénominations qui la rappelent ou qui l'expliquent, telles que *febris amatoria*, *fœdus virginum color*, *morbus virgineus*, *cachexia virginum*, etc., etc. Mais cette manière de voir est fort controversée aujourd'hui, et pour notre compte, nous basant sur quelques observations que nous avons faites, nous pensons que les jeunes filles n'ont pas le triste privilége de cette affection et qu'elles le partagent au moins avec les hommes.

Mais ce n'est point ici le lieu d'aborder une semblable question; en cette place il nous doit suffire de savoir que la chlorose est constituée par une diminution notable dans la quantité des globules rouges du sang et caractérisée par des troubles nerveux de toutes sortes et par des dérangements de la menstruation, se traduisant le plus ordinairement par l'aménorrhée ou tout au moins par la dysménorrhée.

Les fonctions de l'économie sont toutes plus ou moins atteintes dans la chlorose : la circulation est plus lente, le pouls est petit, misérable; l'auscultation, appliquée aux carotides, fait percevoir un bruit de souffle ou de râpe très-remarquable; par suite de la diminution de la partie colorante du sang, la peau et les muqueuses deviennent pâles, les chairs sont molles, les tissus sans résistance; la respiration est souvent haletante et les malades ne peuvent ni monter ni faire de longues courses; quelquefois des douleurs névralgiques surviennent; elles n'ont pas de siége spécial, mais elles affectent fréquemment la poitrine où elles prennent le nom de *névralgies inter-costales*. La menstruation, comme nous l'avons dit tout-à-l'heure, est profondément troublée : les règles ne peuvent apparaître ou éprouvent à s'établir de grandes difficultés: tantôt, en dehors d'une aménorrhée complète, elles se montrent une fois et ne reparaissent plus ; tantôt elles affectent une intermittence irrégulière et ne sont pas moins variables sous le rapport de leur quantité; dans ces cas le sang est pâle, décoloré, presque toujours mêlé aux produits muqueux d'une leucorrhée plus ou moins active dont l'abondance concourt à entretenir l'état de faiblesse et d'alanguissement dans lequel se traîne la malade.

Mais de tous ces accidents, si nombreux et si variés, les plus importants pour le médecin et pour le thérapeutiste hydrologue, sont incontestablement ceux qui ont pour théâtre l'appareil digestif. Les troubles fonctionnels de cet appareil, en s'opposant à l'assimilation soit des parties nutritives, soit des parties médicamenteuses des substances introduites dans l'estomac, empêchent la reconstitution de la masse du sang et perpétuent ainsi l'état chlorotique.

Il est extrêmement facile de faire parvenir, sous une forme quelconque, dans la poche stomacale une quantité de fer bien supérieure à celle qui manque au fluide sanguin ; mais cette ingestion des martiaux est comme non avenue, si l'on n'a égard qu'à leur quantité ; tandis que la plus petite parcelle de fer, pourvu qu'elle soit assimilée, est plus profitable qu'une masse ferreuse qui ne fait que traverser le tube intestinal.

Bien plus, le fer proprement dit n'est pas d'une absolue nécessité pour refaire les globules rouges du sang, et il n'est pas un médecin qui ne sache que le sang se reconstitue quelquefois chez les chlorotiques par le fait seul d'une alimentation tonique bien digérée.

L'appareil digestif doit donc, avant tout autre, solliciter l'attention du médecin. Presque toujours ses fonctions sont profondément troublées : tantôt c'est l'appétit qui manque, tantôt c'est la faculté digestive qui fait défaut ; quelques fois l'un et l'autre existent concurremment, si même l'appétit n'est pas perverti au point d'être sollicité par le plâtre, le charbon, les crudités, etc., etc.

La principale et la première indication à remplir consiste à faire manger et à faire digérer le malade.

Le choix des aliments et des médicaments ne vient qu'ensuite, et n'occupe réellement que la seconde place dans le traitement de la chlorose.

Sans qu'il soit nécessaire d'y insister beaucoup, mais en se rappelant, d'une part, ce que nous avons dit à l'article consacré à la dyspepsie, relativement à l'action des eaux de Pougues sur les troubles fonctionnels de l'appareil digestif, et d'autre part la composition chimique de ces eaux, dans laquelle le fer figure en notable quantité , on comprendra facilement le rôle considérable que les eaux de Pougues doivent jouer dans le traitement de la chlorose et de l'anémie.

Ce rôle, en effet, n'est pas douteux; il a été mis hors de conteste par des observations nombreuses, dont il nous serait facile d'évoquer ici le souvenir, si nous ne nous étions pas fait une loi de rester constamment didactique.

Le premier effet de la médication doit être et est bien réellement le réveil de l'appétit ; puis la fonction digestive se régularise , et l'assimilation s'accomplit.

C'est alors qu'intervient efficacement le fer contenu dans l'eau de Pougues, et que , sous son influence et sous celle d'une alimentation convenable, s'opère la reconstitution du fluide sanguin.

C'est dans cet ordre que doivent se succéder les phénomènes salutaires, dans l'anémie et la chlorose, sous l'empire des eaux minérales de Pougues; aussi, dans les cas où les troubles digestifs sont sous la dépendance d'une cause qui ne relève pas des eaux de Pougues, comme les diathèses herpétique, rhumatismale, etc., etc., il ne faut rien espérer de nos eaux, dont l'emploi serait même, en quelques circonstances, plus nuisible qu'utile. Cette considération est importante à noter, car c'est sur elle que repose le succès de la médication.

Celle-ci ne se peut résumer, pas plus à Pougues qu'ailleurs, dans le seul usage interne des eaux ; leur emploi à l'extérieur, et ce que nous avons appelé les circonstances accessoires remplissent une mission importante qu'il se faut bien garder de négliger.

La douche exerce une action fortifiante et tonique que ne présente pas toujours le bain; elle lui est en tous points préférable, et doit incontestablement avoir le pas sur lui, à moins que des contre-indications toutes spéciales n'en ordonnent différemment.

Après la douche, les frictions sèches ou pratiquées avec un mélange d'ammoniaque et d'eau de Cologne doivent appeler et activer la circulation dans les tissus.

Les exercices gymnastiques se proposent le même but et ne sauraient être négligés.

Les promenades au grand air et l'insolation secondent si merveilleusement le retour de l'appétit et des fonctions digestives qu'elles suffisent quelquefois à faire disparaître la chlorose, alors surtout que celle-ci était née sous l'influence d'une habitation privée d'air et de lumière, et sous l'empire d'une nourriture insuffisante ou mauvaise.

MALADIES DIATHÉSIQUES.

La diathèse est une prédisposition générale qui imprime à l'organisme, à l'état de santé comme à l'état de maladie, un cachet particulier et toujours de même nature, malgré la variété de ses manifestations.

Au point de vue de la thérapeutique hydro-minérale l'étude des diathèses est de la plus haute importance, car le plus grand nombre des maladies chroniques qui sont du ressort de cette thérapeutique, sont sous la dé-pendance d'une de ces prédispositions de l'économie. Pour ne pas sortir de la station dont nous écrivons l'histoire, nous aurions pu réserver pour ce chapitre quelques-unes des maladies que nous avons précédemment examinées, et c'est pour nous conformer à l'usage autant que pour la facilité du discours, que nous ne les avons pas détachées de l'appareil qui en était le siége ; ainsi, par exemple, en parlant de la dyspepsie nous avons reconnu que cette affection était quelquefois sous la dépendance du vice dartreux, rhumatismal, goutteux, etc., et que cette connaissance importait beaucoup aux indications thérapeutiques; mieux encore, la gravelle, que nous avons étudiée à l'occasion des maladies des reins, n'est bien souvent que la manifestation d'une diathèse dont la goutte est un autre phénomène.

Cette manière d'envisager les maladies chroniques était à coup sûr grandiose et philosophique ; elle souriait à ce que nous pouvons avoir de synthétique dans l'esprit, et nous n'en avons fait le sacrifice que pour nous conformer scrupuleusement à la nature de ce livre qui doit être, avant toutes choses, un guide pratique et sans prétentions scientifiques.

Cependant, lorsque dans les appareils dont nous avons tracé le cadre nosologique, se sont rencontré des affections qui pouvaient être tenues sous la dépendance d'une diathèse, nous avons eu soin de les noter, ainsi que

nous le disions tout à l'heure à l'occasion de la dyspepsie et de la gravelle.

En ce chapitre nous allons aborder, non plus comme
dans les articles précédents, une manifestation isolée,
un accident localisé d'une diathèse, mais bien cette diathèse elle-même à l'état morbide, au milieu des phénomènes généraux ou locaux qui lui font cortége.

Mais grâce à la spécialité de ce livre, le catalogue
des diathèses qui rentrent dans notre domaine est assez
limité, et nous n'aurons guère à nous occuper ici que
de la scrofule et de la goutte ; les diathèses purulentes,
cancéreuse, syphilitique, tuberculeuse, rhumatismale,
herpétique, etc., etc., ne sont point tributaires des eaux
de Pougues, et en les signalant ici, nous empiétons sur
la matière du chapitre suivant, consacré aux maladies
qu'il est inutile ou dangereux d'envoyer à notre station.

1° SCROFULE.

Si, au lieu d'une simple définition, nous avions eu à
présenter quelques considérations générales sur les diathèses, nous aurions établi que les unes étaient congénitales et que les autres étaient acquises, et que la plupart d'entre elles reconnaissaient indistinctement l'une
ou l'autre origine.

La scrofule est de ce nombre.

Quand elle est congénitale, elle est toujours greffée
sur un tempérament lymphatique dont elle semble n'être
que l'exagération ; quand elle est acquise, au contraire,

elle s'accomode de tous les tempéraments, même du tempérament pléthorique.

Les causes de la scrofule congénitale sont l'hérédité, les mariages entre consanguins et les unions mal assorties sous le rapport de l'âge des époux, les circonstances débilitantes, physiques ou morales, qui ont accompagné la formation et le développement du germe, la syphilis chez les parents, etc., etc.,

Les causes de la scrofule acquise, rentrent toutes dans la violation des lois de l'hygiène et se résument dans un ensemble de conditions que caractérise surtout l'absence de l'air et de la lumière.

Dans sa période d'acuité, la scrofule appartient essentiellement à l'enfance ; rarement apparente avant cinq ans, elle se développe à cet âge, se continue jusqu'à quinze ans, vingt ans au plus, et s'efface alors progressivement pour disparaître avec la vieillesse ; mais après la cessation des phénomènes aigus, si l'on peut ainsi dire, l'organisme n'en a point fini avec l'affection scrofuleuse, car la diathèse existe toujours et s'impose à toutes les manifestaions de la vie.

Mais en attendant ce retentissement ultérieure de la diathèse scrofuleuse, et pendant sa période d'état, l'affection présente une physionomie particulière et variée que nous devons peindre en quelques mots.

Avant de se traduire par des phénomènes plus ou moins graves, la diathèse scrofuleuse se dessine dans des habitudes assez caractérisées pour former une constitution spéciale, la constitution scrofuleuse ; ces habitudes sont : pour le physique, mollesse et flacidité des tissus, accroissement difficile, cheveux blonds, yeux grands, saillants, bleus, peau très-polie, d'un blanc pur, pâleur et grosseur des lèvres, cou court et gros, embonpoint sans bouffissure, pouls mou, dartres et autres irruptions irrégulières et très-opiniâtres; du côté du moral, paresse, insouciance, dégoût, penchant au sommeil, nonchalance dans les actions, prononciation lente et difficile.

Mais la maladie ne se borne pas à ces sortes de pro-dromes, avant-coureurs d'accidents plus graves ; elle s'accuse par des phénomènes morbides variés, dont les principaux sont dans l'ordre de fréquence: 1° en-gorgements ganglionnaires; 2° engorgements celluleux et abcès froids ; 3° exostoses, caries et autres lésions du système osseux; 4° différentes affections de la peau.

Les engorgements ganglionnaires sont les accidents par excellence de la scrofule ; ils en sont comme la caractéristique ; ceux du cou, les plus fréquents, sont connus sous les noms d'*humeur froide*, d'*écrouelles*, et forment quelquefois par leur réunion des masses énor-mes, tantôt d'un côté seul, et tantôt des deux côtés ; ces tumeurs s'enflamment souvent d'une manière plus ou moins active et finissent par entrer en suppura-tion et par former des ulcérations très-longues à guérir, et qui laissent, après elles, des cicatrices plus ou moins difformes.

Les ganglions des aisselles et des aisnes peuvent su-bir les mêmes altérations que ceux du cou.

Les engorgements celluleux sont des tumeurs qui se

forment dans différentes parties du corps, sur le tronc, dans le trajet des membres, et qui, d'abord petits et fermes, grossissent, s'enflamment, se ramollissent du centre à la circonférence, et donnent naissance, comme les ganglions engorgés, à une suppuration qui, sans parler des fistules qu'elle détermine, laisse, en s'ouvant une issue au dehors, des ulcérations également très-longues à guérir.

Les affections osseuses, dont la scrofule est la cause, sont la carie, la tuberculisation, l'exostose, la tumeur blanche, sur lesquelles nous ne pouvons nous appesantir ici sans sortir des limites de cet ouvrage.

Quant aux maladies de la peau, la scrofule peut revêtir à peu près toutes les formes des dartres ; mais il en est une qui lui est particulière, *le lupus, la dartre rongeante*, qui, pour beaucoup d'auteurs, lui emprunte son nom de scrofule cutanée.

Les muqueuses, à leur tour, sont fréquemment le siége de manifestations scrofuleuses ; les yeux, entre autres, sont affectés d'ophthalmies interminables ; les oreilles sont atteintes d'un écoulement muco-purulent, et la muqueuse des voies respiratoires est d'une sensibilité étrange à la moindre influence du froid et de l'humide.

Aux diverses manifestations de la scrofule que nous venons de passer en revue, répondent des indications thérapeutiques thermales différentes ; il est bien évident que les accidents du côté de la peau et des bronches réclament les eaux sulfurées, comme les phénomènes morbides du système osseux appellent la médication par les eaux chlorurées sodiques.

Mais en dehors de ces indications toutes spéciales, la scrofule, en tant que diathèse, peut être heureusement modifiée par une foule de sources minérales à composition chimique différente, d'autant mieux qu'à côté des éléments minéralisateurs dont nous dirons tout à l'heure l'influence, les circonstances accessoires dans la thérapeutique thermale jouent ici un rôle si considérable que d'aucuns leur rapportent même tout l'honneur de la médication.

En première ligne de ces circonstances accessoires se placent l'aération et l'insolation. La condition d'un air pur, vivifiant et sec est une nécessité indispensable du traitement; puis, avec les promenades à cheval ou en voiture, viennent les exercices gymnastiques et même quelques travaux de jardinage.

Le régime alimentaire sera nécessairement tonique et reconstituant, composé surtout de viandes noires et rôties, de poissons, de légumes herbacés, d'œufs et de vin de Bordeaux.

Nous indiquons à peine tous ces éléments accessoires du traitement hydro-minéral, parce qu'ils font également partie de la thérapeutique ordinaire de la scrofule.

Quant à l'eau minérale, elle doit être simultanément employée à l'extérieur et à l'intérieur.

A l'extérieur, la douche aura la préférence; la réaction qui lui doit succéder sera appelée et activée par le massage ou des frictions générales, soit sèches, soit humides. Le bain d'immersion sera d'un grand secours dans quelques circonstances, mais il faut, avant de l'ordonner, tâter, pour ainsi dire, la susceptibilité du malade.

La boisson de l'eau minérale, qui, dans d'autres stations, peut n'être que secondaire dans le traitement de la scrofule, joue à Pougues un rôle considérable et légitime la préférence que lui accordent les administrations hospitalières de Paris et de Nevers, qui y envoyent, chaque année, un certain nombre d'enfants scrofuleux.

Cette importance, on l'a deviné déjà, tient à la présence de l'iode dans l'eau minérale de Pougues. Nous avons dit dans un autre chapitre de cet ouvrage, comment M. Mialhe avait mis hors de doute l'existence de cet agent précieux dans les eaux qui nous occupent, et expliqué, par ainsi, les succès thérapeutiques signalés dans le traitement des manifestations scrofuleuses, qui ne cèdent pas d'ordinaire devant les seules prescriptions d'une bonne hygiène. En effet, non-seulement les engorgements ganglionnaires et celluleux sont facilement et promptement modifiés par les eaux de Pougues, mais encore les lésions les plus graves du système osseux sont enrayées et réparées.

Plus encore, et ceci n'est pas de moindre importance, la diathèse scrofuleuse s'amende, change de physionomie, et la constitution tout entière se modifie et passe sous de meilleures lois.

2° GOUTTE.

La goutte se présente avec une physionomie si générale, si variée, si changeante, et pourtant si analogue dans la nature de toutes ses manifestations, qu'il a bien fallu admettre une cause unique, présidant à tous ces phénomènes et régissant tous ces accidents.

Cette cause est la prédisposition particulière connue sous le nom de diathèse goutteuse.

Son essence nous est inconnue, et son histoire se réduit réellement à l'exposition des symptômes par lesquels elle se trahit.

Nous devons donc nous arrêter un instant à la symptomatologie de la goutte.

D'une manière générale, l'affection est caractérisée par des douleurs *spontanées, périodiques*, survenant principalement dans les petites articulations, avec formation, à la longue, de concrétions dures dites *tophacées*, et avec déplacement du principe qui amène ces douleurs et qui peut se fixer sur quelques-uns des principaux viscères.

La goutte n'est pas constamment identique avec elle-même ; elle revêt des formes différentes, comme nous le disions tantôt, mais qui peuvent se réduire aux trois variétés suivantes : *goutte aiguë, goutte chronique fixe, goutte chronique mobile.*

Nous allons étudier, au point de vue de la thérapeutique par les eaux de Pougues, chacune de ces trois variétés.

Goutte aiguë. — Nous pourrions ne pas insister sur cette forme de la goutte, parce que, ainsi que nous le dirons tout à l'heure, la médication par les eaux minérales, en général, est formellement contre-indiquée par l'acuité de cette période ; mais afin de bien comprendre les phénomènes de chronicité dont nous parlerons tout à l'heure, et qui, dans beaucoup de cas, succèdent à l'état aigu, nous devons nous arrêter un instant à ce début de la maladie.

La goutte aiguë commence presque toujours par une douleur vive aux gros orteils, particulièrement la nuit. De là elle se porte vers les petites articulations, après avoir donné lieu à divers accidents sympathiques qui ont surtout rapport aux organes digestifs ; ce n'est que par la suite qu'elle se fixe sur les grandes articulations. Pendant les accès, une douleur brûlante et lancinante, avec gonflement, tension et rougeur, s'empare de l'articulation affectée; une ou plusieurs articulations peuvent en être frappées, soit en même temps, soit successivement, et dans l'un ou l'autre cas l'accès se termine par résolution au bout de sept à trente jours et plus.

Les phénomènes inflammatoires qui accompagnent toujours cet état, contre-indiquent formellement la médication par les eaux minérales, quelle que soit la nature ou la composition de ces eaux. Cependant, comme un intervalle plus ou moins long peut séparer les accès, et qu'une première attaque de goutte doit toujours en faire craindre une nouvelle, on pourra, alors même que la maladie n'a pas encore revêtu la forme chronique, recourir aux eaux minérales; mais alors il faut avoir soin de ne faire intervenir cette thérapeutique qu'à une époque aussi éloignée que possible des accès passés et futurs, et jamais pendant les accès.

Goutte chronique fixe. — Appelée par les auteurs *goutte atonique* ou *asthénique, goutte froide* et *goutte blanche,* elle succède fréquemment à la goutte aiguë au bout d'un temps plus ou moins long, qui rarement est inférieur à deux ans. A cette époque de la maladie, les accès n'offrent plus le caractère inflammatoire et fébrile; des spasmes et des crampes se font sentir dans les muscles, et les accès, s'ils sont moins douloureux, deviennent beaucoup plus fréquents. Les fonctions digestives s'altèrent presque toujours, soit avec des alternatives d'appétit vorace et de nausées, soit avec des aigreurs, des rapports acides, la constipation, la diarrhée, etc. Les articulations affectées, libres jusqu'alors, éprouvent une rigidité inaccoutumée et deviennent bientôt le siége de concrétions d'une matière dure, particulière, dite *tophacée.* Ces concrétions dont le volume varie depuis celui d'un grain de millet jusqu'à celui d'une grosse noix, occupent, en nombre indéterminé, des positions diverses; on a vu quelquefois ces concrétions déterminer des ulcérations à la peau et être ainsi éliminées par suppuration.

Goutte chronique mobile, dite également, *goutte vague, irrégulière, nerveuse.* — Cette variété succède souvent aux deux précédentes, surtout quand la goutte aiguë n'a pas présenté les caractères franchement inflammatoires; elle peut aussi se développer d'emblée chez les vieillards ou les individus affaiblis par un mauvais régime ou des maladies antérieures.

Ainsi que l'indique son nom, cette variété a pour caractère saillant la mobilité; elle passe rapidement, et souvent même pendant le même accès, d'une articulation à une autre, et peut ainsi en envahir cinq et six; d'autres fois elle se porte sur des organes essentiels et alors met en danger la vie du malade.

Au point de vue de la thérapeutique par les eaux de Pougues, les distinctions que nous venons d'établir n'ont pas une grande importance; elles constituent des nuances dont il faut cependant tenir compte pour le succès du traitement.

Si la goutte chronique est franche, avec ou sans manifestations douloureuses, si surtout l'état dyspepsique se montre ainsi que la gravelle, toutes les préférences seront données à la boisson et l'on n'accordera qu'un rôle secondaire à l'usage externe de l'eau.

Mais si l'affaiblissement général est prononcé, si l'anémie prédomine et si les fonctions de la peau et du système nerveux sont languissantes, il faut, sans négliger la boisson, accorder une attention plus grande aux pratiques hydrothérapiques. Les bains et les douches sont les deux formes les plus convenables, et la préférence qu'il faut accorder à l'un ou à l'autre est décidée par la prédominance de tel ou tel phénomène. En cette occurrence, plus qu'en toute autre peut-être, le meilleur juge est le tact du médecin.

CHAPITRE VI

Maladies qu'il ne faut pas traiter avec l'eau minérale de Pougues.

Les maladies qui ne sauraient trouver place dans le cadre nosologique des eaux de Pougues, se doivent partager en deux classes : 1º celles qui ne retirent aucun bénéfice de la médication ; 2º celles qui sont agravées par le traitement ; en d'autres termes : 1º les maladies qu'il est inutile ; 2º les maladies qu'il est dangereux d'envoyer à Pougues.

C'est dans cet ordre que nous examinerons le sujet de ce chapitre.

1º MALADIES QU'IL EST INUTILE D'ENVOYER A POUGUES.

Le catalogue de cette première catégorie est très-long, et nous aurions fort à faire si nous voulions énumérer toutes les entités morbides qui ne doivent attendre des eaux de Pougues ni amélioration ni changement ; il nous faut tenir dans de justes limites, et nous contenter de la désignation de certains groupes.

Comme nous le dirons plus loin, au chapitre consacré à l'hygiène qu'il faut observer aux eaux minérales qui nous occupent, des trois grands appareils d'excrétion sur lesquels se porte l'action des eaux minérales, l'appareil urinaire est celui que choisissent les eaux de Pougues, et, par conséquent, les affections dont le traitement exige la modification d'un autre appareil d'excrétion, ne retireront aucun bénéfice de l'administration de nos eaux.

Dans cette catégorie, viennent se ranger toutes les maladies de la peau proprement dites.

De plus, l'enveloppe cutanée est un émonctoire puissant dont on active l'action au moyen de la thermalité de l'eau, et qui devient ainsi soit un dérivatif énergique, soit une issue à la *matière peccante*, comme s'exprimaient les anciens. Les eaux de Pougues, dont la température est inférieure à celle de l'eau ordinaire, ne peuvent donc convenir en cette circonstance, et cette particularité lui enlève le rhumatisme, la plupart des névralgies, et toutes les maladies chirurgicales, blessures, entorses, contusions, tumeurs blanches, etc., qui trouvent une médication convenable dans toutes les eaux chaudes, sans distinction, la plupart du temps, de leur composition chimique.

D'autre part, les maladies dont le traitement exige une dérivation puissante sur le tube intestinal, ne doi-

vent point venir à Pougues, car elles n'y trouveraient
pas la modification cherchée, ainsi que nous l'avons
dit dans le chapitre IV de cette première partie.

Le cerveau entretient, avec l'appareil digestif, de
telles relations physiologiques, qu'il ne faut point s'é-
tonner de voir disparaître l'état morbide de l'un sous
l'empire des modifications éprouvées par l'autre; ainsi,
qui ignore qu'une violente migraine amène le vomissement, et que, par contre, une indigestion détermine une
céphalalgie cruelle. On sait aussi que les vomitifs et les
purgatifs énergiques sont journellement employés avec
succès contre les congestions cérébrales, les attaques
d'apoplexie, les méningites, en un mot, contre toutes
les affections du cerveau. Ces affections, nul n'en doute,
jettent fréquemment la perturbation dans la sensibilité ou le mouvement, et amènent des paralysies,
soit générales, soit partielles. Le mécanisme de ces
paralysies trouve son explication dans la pression que
subit un point du cerveau, et qui, dans la congestion
et l'apoplexie, est due à la persistance d'un caillot sanguin non encore résorbé. Pour hâter cette résorption,
on dérive sur la muqueuse intestinale dont on active
ainsi la puissance de sécrétion, une plus grande quantité de sang, et l'on produit ce qu'on appelle une
fluxion. Les eaux de Pougues, n'ayant sur le tube
digestif qu'une action bornée et passagère, ne peuvent
donc convenir dans le traitement de ces affections qui
réclament une dérivation puissante et soutenue. En
conséquence, les troubles de la sensibilité ou de la
motilité, qui sont sous la dépendance d'une affection

des centres nerveux, comme les paralysies soit du sentiment, soit du mouvement, doivent être rangées parmi
les maladies qu'il est inutile d'envoyer à Pougues.

Les troubles de l'innervation ne se traduisent pas
toujours par la suspension ou l'affaiblissement de la
sensibilité ou de la motilité ; la forme qu'ils revêtent se
présente souvent avec un caractère tout opposé, et
affecte des degrés divers, depuis le simple soubresaut
des tendons, jusqu'aux convulsions les plus désordon-
nés : l'hystérie, l'épilepsie, la chorée, sont de ce
nombre ; si les affections à forme convulsive ne peuvent être rapportées aux causes qui produisent les
affections à forme paralytique, elles rentrent, au point
de vue des eaux de Pougues, dans le cadre de ces dernières, et n'ont pas à en attendre un grand soulagement.

Cependant ces affections se trouvent souvent sous la
dépendance d'un état morbide général qui, lui, est tributaire des eaux de Pougues, tels que la chlorose,
l'anémie, la scrofule, etc. Dans ces cas, les phénomènes
nerveux ne constituent plus une entité pathologique,
ils ne sont que les symptômes d'une autre maladie.

Cette distinction est importante à noter, car c'est sur
elle que repose l'efficacité du traitement par les eaux
minérales de Pougues.

Il est une quatrième classe de maladies qui rentrent
dans le chapitre qui nous occupe et qu'il suffit de
nommer pour comprendre l'ostracisme dont nous les
frappons ici; nous voulons parler des maladies spécifiques, et particulièrement de la syphilis.

Pourtant, en ayant égard à certain principe minéralisateur dont M. Mialhe a démontré l'existence dans l'eau de Pougues, — on comprend déjà qu'il s'agit de l'iode, — il semble que les accidents tertiaires de la vérole devraient être modifiés dans la station dont nous écrivons l'histoire. L'expérience jusqu'à présent ne nous a pas confirmé cette vue de la théorie; les observations, il est vrai, n'ont pas été faites sur une échelle assez étendue, et, en maintenant ici la syphilis jusqu'au jour où notre conviction sera parfaitement assise, nous voulons épargner aux médecins et aux malades les fausses illusions et les amers désenchantements.

Comme on le voit par ce rapide aperçu, le nombre des maladies qu'il est inutile d'envoyer à Pougues, est assez considérable, et leur énumération eut été aussi longue que fastidieuse. Les groupes que nous avons établis suffisent pour les faire comprendre; et, afin de mieux encore éclairer ce sujet important, nous résumerons nos observations dans les propositions suivantes :

Ne doivent retirer aucun bénéfice du traitement par les eaux de Pougues :

1º Les maladies qui exigent une modification de l'enveloppe cutanée; toutes les dermatoses;

2º Les maladies dont le traitement par les eaux minérales repose principalement sur la thermalité des eaux, quel que soit d'ailleurs le mode d'action de cette thermalité, le rhumatisme, les maladies chirurgicales, certaines névralgies, etc.;

3º Les maladies qui réclament une forte dérivation sur le tube intestinal, les affections du cerveau et les troubles nerveux qui en sont la conséquences;

4º Enfin les maladies spécifiques.

2º MALADIES QU'IL EST DANGEREUX D'ENVOYER A POUGUES.

Il est une foule de maladies qui ne doivent jamais être envoyées aux eaux minérales, pas plus à Pougues qu'ailleurs; on peut en former trois groupes, qui sont:

1º Toutes les maladies aiguës;

2º Toutes les maladies de l'appareil circulatoire;

3º Toutes les maladies à dégénérescence.

Les motifs de cette exclusion sont faciles à comprendre, si l'on veut bien se rappeler que l'action première des eaux minérales est une excitation générale qui aggraverait l'excitation fébrile dont s'accompagnent les maladies aiguës; qui précipiterait les mouvements du sang dont il faut ralentir la circulation dans les affections du cœur ou des vaisseaux; et qui enfin hâterait le terme fatal des dégénérescences en activant le travail de destruction auquel est en proie l'organisme.

A ce triple point de vue, toutes les eaux minérales, quelles qu'elles soient, sont essentiellement nuisibles, et celles de Pougues le sont plus que certaines autres, à cause du fer qu'elles contiennent.

Outre cette excitation générale que les eaux de Pougues, par le fait même de leur essence, déterminent sur tout l'organisme, elles produisent localement, sur le tube intestinal, une sécheresse de la muqueuse que nous avons dit ailleurs se traduire par la constipation. Ce ne serait pas sans danger, on le comprend, qu'une muqueuse déjà enflammée ou simplement irritée, éprouvât de pareils effets; aussi doit-on s'abstenir des eaux de Pougues dans les cas de gastrite et d'entérite, non-seulement à l'état aigu mais encore à l'état chronique.

Cependant, si l'état chronique s'accompagnait, comme il arrive quelquefois, d'un dépérissement général, voisin de l'anémie, d'une atonie prononcée de la muqueuse gastro-intestinale, on pourait recourir aux eaux de Pougues; mais il faudrait alors le faire avec des ménagements et des précautions qui ne pourraient être convenablement dirigés que par un homme de l'art. Nous le répétons donc, en dehors de ces indications parfaitement définies, l'inflammation ou l'irritation de l'estomac et de l'intestin, alors qu'elles ne sont sous la dépendance ni de la chlorose, ni de l'anémie, ni d'une exagération du tempérament lymphatique, constituent des motifs d'exclusion au traitement par les eaux minérales dont nous faisons l'histoire.

Enfin il est toute une classe de maladies, très-nombreuses et très-communes qui trouvent dans la station qui nous occupent, une aggravation certaine de tous leurs phénomènes morbides. Nous voulons parler des maladies des voies respiratoires.

La composition chimique des eaux et leur température expliquent très-bien cet ostracisme, et ici l'expérience est parfaitement d'accord avec la théorie : non-

seulement la pthisie, la bronchite, le catarrhe pulmonaire, etc., ne sauraient être traités à Pougues, mais
encore ces affections constituent des contre-indications
au traitement des maladies qui sont tributaires de ces
eaux. Sans doute, cette appréciation des divers états
morbides doit peser d'un grand poids dans la détermination à prendre, et il ne faudrait pas, par exemple,
que pour une bronchite légère ou un catarrhe insigni-
fiant, on se privât des bénéfices des eaux de Pougues,
pour des affections beaucoup plus graves, telles que les
gastralgies, la gravelle, les calculs biliaires, etc., etc.
Nos réserves s'adressent surtout aux maladies des voies
respiratoires dont la présence menace plus ou moins
prochainement la vie des malades, et dont le terme
fatal pourrait être précipité ou assuré par l'usage intempestif de nos eaux.

CHAPITRE VII

Hygiène des eaux de Pougues.

Du 15 mai à fin septembre, époque pendant laquelle l'établissement hydro-minéral de Pougues est ouvert, la température, sans subir des changements extrêmes, marque des différences assez sensibles pour qu'il soit utile d'en tenir compte dans la médication qui nous occupe.

Pour bien faire comprendre cette influence il est besoin d'établir les propositions suivantes :

L'organisme humain possède trois moyens principaux et partant trois organes d'excrétion qui sont : 1° la peau dont le produit de l'excrétion est la sueur ; 2° l'intestin dont les produits excrétés sont les fèces ;

3º les reins dont le produit d'excrétion est l'urine.

Toutes les eaux minérales agissent sur l'un de ces appareils d'excrétion, de telle manière qu'au point de vue exclusivement thérapeutique, elles peuvent être divisées en trois classes seulement et former 1º les eaux sudatives; 2º les eaux purgatives; 3º les eaux diurétiques.

La classification que nous avons adoptée dans notre ouvrage sur les eaux minérales de la France ne s'éloigne pas sensiblement de cette division; nous avons admis cinq classes d'eaux minérales qui sont :

1ʳᵉ classe : Eaux sulfurées;

2ᵐᵉ classe : Eaux chlorurées ;

3ᵐᵉ classe : Eaux sulfatées;

4ᵐᵉ classe : Eaux carbonatées.

5ᵐᵉ classe : Eaux ferrugineuses.

A l'exception de cette dernière que nous ont imposé les exigences de la chimie, mais dont, au besoin, nous pourrions déverser les sources qui la constituent dans les quatre autres classes, nous n'avons que des eaux dont l'action s'adresse soit à la peau, soit à l'intestin, soit aux reins. Le système cutané et la muqueuse pulmonaire, subissant tous les deux les influences atmosphériques, sont le siége d'action des eaux sulfurées; sur l'intestin agissent les eaux chlorurées et sulfatées, qui presque toutes sont purgatives; enfin les eaux carbonatées exercent leur action sur les reins et sont diurétiques.

S'il nous était permis de revenir aujourd'hui aux explications et aux expressions des anciens, nous dirions que la matière peccante est éliminée par les eaux minérales au moyen d'un des trois émonctoires dont se sert la nature.

Cependant nous ne voudrions pas qu'on nous prêtat des opinions trop absolues, car, poussé dans nos derniers retranchements, nous serions fort embarrassé de dire comment l'eau de Pougues, par exemple, en agissant sur l'appareil urinaire en sa qualité d'eau carbonatée, guérit la gastralgie ou la dyspepsie. Bien évidemment, avec les seuls éléments chimiques que nous connaissons, il se passe dans l'organisme des modifications qui échappent à nos moyens actuels d'investigation et que la science découvrira peut-être plus tard ; de plus, à côté de l'élément minéralisateur qui constitue la caractéristique d'une eau minérale, il se rencontre d'autres principes dont l'action ne saurait être négligée; ainsi, et pour ne prendre nos exemples que dans la source que nous connaissons le mieux, n'est-il pas évident que le fer et l'iode qui se trouvent dans l'eau de Pougues à côté du bicarbonate de chaux qui en est la caractéristique, n'est-il pas évident, disons-nous, que le fer et l'iode ont une action puissante et spéciale qui se décèle dans le traitement de l'anémie, de la chlorose et de la scrofule?

Mais, en dehors des modifications dont nous ignorons le mécanisme, et en dehors de celles dont la thérapeutique ordinaire nous donne l'explication, il faut reconnaître que toutes les eaux minérales s'adressent, avec plus ou moins d'énergie, à l'un des trois appareils d'excrétion dont nous avons parlé, et que, par suite, leur puissance thérapeutique est proportionnée à la liberté de cette action spéciale; ainsi, par exemple, les purgatifs, administrés concurremment avec les eaux sulfurées, contrarieront singulièrement la puissance de ces dernières, parce que l'organisme sera contraint de partager sa force d'excrétion, et de répondre, en même temps, aux excitations de la peau et à celles de l'intestin.

Dans l'administration des eaux minérales il faut donc savoir choisir entre ces trois moyens d'excrétion, car les maladies tributaires de la médication thermale se peuvent partager en deux catégories :

1° Celles qui guérissent avec n'importe quel émonctoire;

2° Celles qui ne guérissent que par l'action d'un des trois émonctoires.

Mais, dans l'un et l'autre cas, l'émonctoire une fois choisi doit être secondé de toutes manières dans ses excitations, soit qu'il faille les modérer, soit qu'il devienne nécessaire de les activer.

D'après cette règle et d'après la caractéristique de l'eau de Pougues que nous connaissons déjà. il nous sera facile de répondre à la question capitale que nous nous sommes posée en tête de ce chapitre.

Les températures extrêmes ne conviennent point à la médication par les eaux de Pougues; nous ne nous arrêterons pas à la température qui descend au-dessous de zéro, puisque l'établissement est fermé pendant la saison rigoureuse, et nous ne parlerons que des chaleurs de la canicule. Pendant que la colonne de mercure monte dans le tube thermométrique, les fonctions cutanées sont surexcitées et appellent plus vivement les forces de l'organisme. Cette excitation de la peau, produite par l'élévation de la température, balance et annihile quelquefois l'excitation des reins amenée par l'eau minérale, de telle sorte que la présence de cette dernière dans l'économie est comme nulle et non avenue.

Les résultats, hâtons-nous de le dire, sont rarement aussi décisifs, et, pour leur faire atteindre un degré si complétement négatif, il faudrait une température que ne connaissent pas nos climats tempérés. Il ne peut donc y avoir ici qu'une question de plus ou de moins.

Mais la différence des effets obtenus est pourtant assez sensible, ainsi que nous l'avons constaté pendant les chaleurs excessives de l'été de 1859, pour que nous regardions le mois de juillet comme un des moins favorables à la médication par l'eau de Pougues.

Cependant cette règle n'est pas absolue : si elle est incontestablement vraie pour les maladies de l'appareil urinaire, elle souffre de nombreuses exceptions pour certaines dyspepsies, et ne peut en aucune façon s'appliquer aux affections générales et diathésiques, telles que la chlorose et la scrofule.

Pour les maladies des voies urinaires, pour la goutte qui n'en est souvent qu'un corollaire, et pour les dyspepsies à forme irritative, les mois de mai, juin et septembre conviennent mieux que les mois de juillet et d'août, en admettant, bien entendu, que la marche des saisons est normale et régulière.

Pour les dyspepsies à forme atonique, pour la chlorose, l'anémie et la scrofule, les mois de juillet et d'août secondent quelquefois mieux l'action des eaux de Pougues que les autres mois dont la température est variable.

Enfin les affections du foie, de la rate et des organes génitaux subissent moins que les maladies précédentes l'empire de la température et guérissent indistinctement bien à toutes les époques de la saison thermale.

Ces considérations s'appliquent d'une manière naturelle à la question des vêtements. Il faut que la peau fonctionne, mais il importe que cette fonction soit tenue dans de justes limites et qu'elle n'usurpe pas l'excitation qui doit se porter du côté des reins.

Le régime alimentaire obéit à la même loi; le tube intestinal ne doit point être surexcité par une alimentation échauffante, et, sous ce rapport, les viandes blanches et les légumes frais auront la préférence sur les viandes noires, les légumes farineux et les mets de haut goût ou de difficile digestion.

Cependant les affections dans le traitement desquelles le fer ou l'iode, contenus dans l'eau de Pougues, priment tous les autres principes minéralisateurs, font exception à cette règle et réclament une alimentation tout à la fois tonique et fortement reconstituante. Ici les viandes noires et roties seront préférées, en prenant soin toutefois que la digestion en soit assurée et facile.

La boisson ordinaire des repas sera un mélange de vin rouge et d'eau minérale ; quelquefois il est utile de remplacer le vin rouge par du vin blanc, c'est lorsque les fonctions des reins ne sont pas suffisamment surexcitées par l'eau de Pougues. Ces cas constituent des exceptions ; le plus communément l'excitation des voies urinaires, déterminée par l'eau minérale, demande à être modérée plutôt qu'activée, et ce ne serait pas sans quelque danger que l'on accroîtrait cette excitation au moyen du vin blanc pris comme boisson habituelle. D'ailleurs la nécessité d'augmenter ou de diminuer cette excitation rentre dans les limites des prescriptions thérapeutiques, et doit par conséquent émaner du médecin.

La promenade est une arme puissante de l'hygiène ; ici elle se propose un double but, elle constitue : 1º un exercice salutaire au corps ; 2º une distraction favorable à l'âme.

Comme exercice corporel, la promenade ne doit amener ni la sueur ni la fatigue ; dans l'un et l'autre cas on distrait l'activité de l'organisme en faveur de la peau ou des muscles, et au grand détriment des reins qui sont le siége d'un travail lent, à la fois réparateur et excréteur. La promenade à pied sera donc proportionnée aux forces du malade et sera surtout un adjuvant de la digestion soit de l'eau minérale soit des repas. Après l'ingestion de l'eau minérale l'exercice est presque une nécessité ; certains estomacs la rejetteraient impitoyablement sans ce moyen salutaire et sûr ; le parc de l'établissement de Pougues a été dessiné dans cette intention, et les allées qui le traversent et le coupent, appartiennent de droit à tous les buveurs.

La promenade en voiture est un exercice salutaire que nous ne saurions trop recommander, et nous y attachons une telle importance que nous consacrons la seconde partie de cet ouvrage au récit des excursions qui en peuvent être le but.

Comme distraction morale, la promenade, soit à pied soit en voiture, est une ressource importante dont il faut bien se garder de se priver. Il est utile d'éloigner les préoccupations que l'on apporte aux eaux, et d'empêcher le moral de réagir sur le physique. Les promenades en commun, la visite de lieux pittoresques ou peuplés de souvenirs, atteignent admirablement ce but; pendant ces promenades, l'âme est distraite de sa rêverie par la causerie, tantôt enjouée, tantôt sérieuse, ou par le spectacle d'un site gracieux et charmant, ou par la vue de quelque ruine historique ou de quelque reste du passé. Cette sollicitude nous a inspiré la seconde partie de cet ouvrage et nous a dicté les renseignements de toutes sortes que nous y avons réunis.

CHAPITRE VIII

Au point de vue des distractions et des plaisirs, et
selon les idées du monde, les établissements d'eaux
minérales se peuvent partager en trois catégories :
1° ceux où on s'amuse beaucoup; 2° ceux où on s'a-
muse moyennement; 3° ceux où on ne s'amuse pas du
tout.

Ceux de la première catégorie sont très-rares, en
France du moins, et nous ne connaissons guère que
Vichy, où les bals et les concerts soient en permanence;
nous ne parlons pas des thermes d'Allemagne, où la
médecine s'efface devant la roulette, et où l'on ren-

contre plus de joueurs et de femmes légères que de véritables malades.

Les établissements de la seconde catégorie ne sont pas également très-nombreux; mais on en compte quelques-uns dont les salons, sans être affermés par une compagnie puissante, s'ouvrent pour des bals, une ou deux fois par semaine, sous les auspices de l'administration elle-même. Nous dirons tout à l'heure la physionomie de ces réunions que préside presque toujours le plaisir vrai et sincère.

Enfin, les établissements où l'on ne s'amuse pas du tout pullulent en France, et cela tient à ce que la médecine hydro-minérale est encore chez nous à son enfance. Combien n'avons-nous pas de stations minérales qui ne sont pourvues que de quelques baignoires, et où les malades se logent dans de mesquines maisons, pompeusement décorées du nom d'hôtels? D'autres qui, ayant tout sacrifié à la partie purement médicale, montrent avec orgueil un bel édifice balnéaire qui se ferme à la nuit tombante, livrant ses malheureux malades aux délices d'une salle d'auberge, et de quelle auberge, grands dieux !!

Cet état de choses, nous sommes heureux de le reconnaître, tend à s'améliorer tous les jours, surtout dans les stations qui appartiennent à des compagnies, ou dont des compagnies sont fermières. Celles-ci, en effet, disposent ordinairement d'un capital considérable, et, obligées de payer les intérêts et des dividendes, si faire se peut, elles ne négligent aucun moyen pour attirer et contenter les malades. Elles sont ainsi amenées à se préoccuper, non-seulement de la partie médicale, qui doit toujours rester la base de leur édifice, mais encore de toutes les choses de la vie, tant essentielles qu'accessoires.

Nous ne nous sommes point ici imposé la mission d'établir un parallèle entre les diverses formes d'exploitation des eaux minérales, et nous n'avons parlé de l'exploitation par les compagnies que pour rentrer plus facilement dans le cœur même de notre sujet.

Pougues, en effet, appartient à une compagnie financière dont le siége social est à Paris, et qui est représentée sur les lieux par un administrateur-gérant, M. de Mont-Louis, chargé exclusivement de la direction de l'établissement pendant la saison des eaux.

La description que nous avons précédemment donnée de l'établissement et de ses dépendances, a dû faire prévoir cette forme d'exploitation, qui a placé la station hydro-minérale de Pougues dans la seconde catégorie des établissements thermaux que nous avons établie plus haut.

Là, en effet, le traitement médical, sans rien perdre de son importance, n'a pas entièrement absorbé la sollicitude de l'administration, et des salons spacieux et confortables sont, jour et nuit, à la disposition des étrangers, et se transforment en salle de bal tous les dimanches, et souvent même deux fois par semaine.

Les frais occasionnés par ces bals sont supportés par l'administration, et toute personne, inscrite sur le tableau des salons, a droit d'y prendre part.

L'inscription au tableau est le résultat d'un abonnement qui permet la jouissance non-seulement des salons, mais encore de tout ce qu'ils renferment, tels que livres, journaux, billard, pianos, etc., etc.

Cependant les jeux de cartes se payent à part et le prix en est fixé par un règlement affiché dans le cabinet de lecture. Il est inutile d'ajouter que les jeux de hasard sont sévèrement proscrits et qu'on ne tolère que les jeux de commerce.

Nous reviendrons tout à l'heure sur ces divers sujets; mais nous avons hâte maintenant de dresser, pour l'étranger ignorant les lieux et les habitudes de Pougues, l'itinéraire qu'il devra suivre.

A son arrivée, si l'on n'a point fait retenir d'avance une habitation, ainsi que quelques personnes en prennent la précaution, on s'occupera de son logement. Nous ne pourrions, en cette matière, qu'indiquer les hôtels et les maisons dont on devrait se défier, si nous en savions qui laissassent quelque chose à désirer ; mais, en dehors de ces réserves, nous ne pouvons ici nous ériger en guide, car le choix d'un logement se détermine par des considérations tellement individuelles, que nos conseils, accueillis par les uns, seraient fatalement repoussés par les autres.

Cette première obligation remplie, il faut se mettre en mesure de commencer au plus vite le traitement.

Celui-ci ne peut être entrepris que sur une carte émanant de l'administration.

Cette carte elle-même, n'était délivrée jusqu'à présent que sur ordonnance de médecin.

Mais le décret du 28 janvier 1860 permet aux touristes de se dispenser de cette formalité et leur ouvre largement les portes des établissements thermaux. Pour ce qui concerne les eaux de Pougues, nous conseillons aux touristes qui auraient quelque tendance aux maladies du cœur et à celles de l'appareil respiratoire, de ne pas profiter des bénéfices du décret du 28 janvier 1860, et, avant toutes choses, de prendre l'avis d'un médecin sur l'opportunité de ces eaux.

D'ailleurs, en dehors de cette faveur accordée aux touristes, le rapport du ministre, explicatif du décret, reconnaît, comme toutes les législations antérieures, que les eaux minérales doivent être assimilées à de véritables médicaments, et que les personnes qui fréquentent les thermes ont un puissant intérêt à ne pas se priver du contrôle médical.

Mais ce contrôle doit-il émaner du médecin inspecteur, ainsi que quelques personnes le pensent ? en aucune façon, car de même qu'il est permis à un pharmacien de Marseille, par exemple, d'exécuter la prescription d'un médecin de Paris, de même il est loisible à un médecin quelconque de la France de formuler une ordonnance qui sera exécutée à Pougues.

Dans ce cas, c'est-à-dire quand le malade arrive porteur d'une ordonnance de son médecin, il peut se présenter directement à l'administration qui ne peut ni ne doit lui refuser une carte de buveur et des cartes de bains.

Seulement, pour ces dernières, le malade fera bien d'aller demander une heure à l'inspecteur ; car celui-ci, pour la régularité du service, fixe à chacun et l'heure du bain ou de la douche et le numéro du cabinet. Sans cette précaution, on se met à la merci du hasard des circonstances.

Dans ces conditions, l'inspecteur n'assume aucune responsabilité ; le malade, soustrait à sa surveillance, doit avoir toutes les instructions de son médecin, qui aura prévu tous les détails de la médication.

Mais, comme cette prévoyance est au-dessus de toute science et de toute sagesse, et commeil est impossible de calculer, par avance, les effets d'un traitement sur lesquels des circonstances de toute nature peuvent influer, il est d'habitude, nous pourrions même dire de la plus simple prudence, de consulter l'inspecteur sur le meilleur emploi de l'eau dans un cas déterminé, et de lui demander à surveiller une médication qui, selon les phénomènes produits, exige des modifications.

A la première entrevue, l'inspecteur remet au malade un bulletin, véritable ordonnance, portant la prescription de la boisson et la nature des bains ou des douches qui doivent être employés.

Ce bulletin est porté à l'administration.

L'administration inscrit sur un registre, visé par le commissaire central de la police de la Nièvre, le nom et la demeure des étrangers, et délivre à ceux-ci des cartes représentant la prescription du médecin.

Le droit prélevé par la compagnie pour la boisson de l'eau minérale, pendant toute la saison qui se compose de vingt et un jours, est fixé à 15 francs. Quand on double la saison, on acquitte nécessairement un nouveau droit de boisson.

Le prix du bain d'eau minérale est de 1 fr. 10 c. ; celui de la douche de 1 fr. 50 c. Mais cette rétribution augmente avec la quantité des pièces de linge dont on fait usage, et dont voici le tarif : une serviette, 10 c. ; un fond de bain, 30 c. ; un peignoir, 20 c. ; une robe de chambre, 20 c. — La plus entière liberté est laissée au malade, qui peut ne prendre aucune pièce de linge.

Tous ces tarifs, approuvés par l'autorité supérieure, et affichés dans l'intérieur de l'établissement des bains, ne peuvent être modifiés selon les caprices de l'administration, et restent invariables.

L'entrée aux salons et la jouissance de tout le matériel qui les meuble, s'acquiert par une rétribution de 15 francs, valable pendant toute la durée du séjour de l'abonné.

A cette occasion, nous ferons remarquer qu'aucune invitation n'est nécessaire pour les bals que donne l'administration ; toute personne, par cela même qu'elle est abonnée aux salons, a le droit d'entrée à toute heure du jour et de la nuit, et l'administration commettrait un acte d'inconvenance en semblant mettre en doute, par une invitation, ce droit acquis par l'acquittement de la rétribution. Tout ce qu'elle peut faire, et ce qu'elle fait en effet, se réduit à annoncer le bal par une affiche placardée, à la porte des salons, et à engager tous les abonnés à y prendre part.

Ces formalités une fois accomplies, le malade peut immédiatement commencer son traitement; il présente à la fontainière, qui l'écorne, sa carte de boisson, et, après chaque bain et chaque douche, il donne au servant une des cartes que lui a délivré l'administration.

Le service balnéaire commence à cinq heures du matin ; mais la fontaine n'ouvre sa grille qu'à sept heures ; l'un et l'autre sont à la disposition du public jusqu'à dix heures. A moins que l'affluence des baigneurs ne soit considérable, le service balnéaire est suspendu jusqu'à deux heures, et la fontaine fermée jusqu'à trois heures après-midi.

Ce temps est rempli par le déjeuner, par la causerie sous les arbres des hôtels, par la lecture, la correspondance, le repos, etc. ; c'est pendant sa durée que se peuvent exécuter les promenades dont les sujets forment la seconde partie de ce livre, et dont la durée est approximativement calculée sur les heures de liberté que donne le traitement.

Celui-ci recommence à deux heures pour les bains et les douches, à trois heures pour la boisson, et se continue jusqu'à cinq heures.

Pour la facilité du service, mais toutes les fois que la chose est possible sans porter atteinte à la bonté de la médication ou à des convenances individuelles, nous ordonnons les bains pendant la matinée, réservant les douches pour le service du soir ; or, comme chaque malade a son heure de bain ou de douche fixée par nous, et que nous-mêmes nous nous réglons sur un tableau mobile dressé à cet effet, toute confusion est prévenue, et cette régularité satisfait tout à la fois les malades et les employés.

Nous-même, dont la demeure est reliée à l'établissement hydro-minéral qu'il touche, avons choisi pour nos consultations les heures pendant lesquelles les malades doivent se trouver à l'établissement, c'est-à-dire de sept à dix heures du matin, et de trois à cinq heures du soir, de telle sorte que, sans dérangement, sans interruption dans la boisson et comme un but de promenade, on nous peut tenir au courant des progrès de la médication et nous informer des moindres accidents qui surgissent.

A cinq heures, quand des nécessités n'exigent pas une prolongation de service, l'établissement balnéaire et la fontaine se ferment ; l'heure du dîner sonne aux hôtels, et tout rentre dans le silence du repos.

Après le dîner et pendant les longues soirées de l'été, alors que la chaleur a été excessive pendant le jour, on peut réaliser les promenades que nous indiquerons ailleurs, mais en se conformant aux règles hygiéniques que nous donnons plus haut, et en ayant soin de ne pas s'exposer aux fraîcheurs de la nuit.

Quand la soirée n'est point remplie par quelques excursion, on se réunit ordinairement, vers les sept heures et demie, dans les salons de l'établissement, et, quand on n'y danse pas, chacun occupe son temps de la façon qui lui convient le mieux : les uns lisent dans le cabinet de lecture ; les autres s'amusent au billard ; ceux-ci organisent une table de whist ou d'écarté ; ceux-là font de la musique ou causent.

Cette partie du programme est essentiellement variable, et il suffit souvent d'une seule personne pour donner une direction nouvelle aux passe-temps des soirées. Jamais l'aspect des salons n'est le même pendant toute la durée de la saison des eaux, et il est curieux de voir leur physionomie se transformer tantôt d'une manière insensible et tantôt tout à coup. Ces changements se comprennent aisément, grâce au va et vient continu qui s'opère dans le personnel des buveurs. Aujourd'hui, par exemple, les jeux innocents ou les charades en action sont en pleine faveur ; leur règne dure de quinze à vingt jours ; au bout de ce temps, les cartes, jusqu'alors délaissées, sollicitent les ambitions et tout le monde, jeunes et vieux, groupés autour d'une table commune, demandent au *commerce* ou au *trente et un* des émotions qui, en fin de compte, se traduisent par une perte ou par un gain de mince valeur ; parfois, quand un virtuose est au nombre des buveurs, la musique a toutes les préférences, et l'on improvise des concerts dont l'impromptu augmente le charme ; souvent même la danse l'emporte sur tout, et alors, chaque soir, aux sons du piano, des quadrilles se forment, et ces bals sans prétention sont comme les répétitions des grands bals du dimanche.

On doit maintenant le comprendre : il est impossible de préciser la nature des plaisirs qui, le soir, occupent les salons de l'établissement de Pougues ; ils obéissent au hasard et il suffit, nous le répétons, d'une seule personne pour en changer le caractère et les entraîner dans une autre direction,

De plus, le personnel des buveurs de Pougues se recrutant principalement parmi toutes les nations du globe, chaque étranger importe un jeu de son pays et annule, par ainsi, les prévoyances du narrateur.

Mais de quelque façon que la soirée ait été remplie, les salons commencent à se dépeupler vers les dix heures et sont à peu près entièrement abandonnés à onze.

Les jours de grand bal font seuls exception à cette règle, dictée par l'hygiène des eaux et les nécessités de la médication hydro-minérale.

Comme on le voit, la vie à Pougues est assez occupée par les soins du traitement, par les excursions et par des divertissements de toutes sortes, pour que l'ennui soit fort empêché d'y trouver place. On n'y rencontre pas, il est vrai, les plaisirs anxieux et factices des thermes d'Allemagne, mais on y goutte les douces émotions d'une vie heureuse sans passion, élégante sans faste, intime sans familiarités ; c'est la vie de famille avec toutes les convenances du monde, avec toutes les délicatesses d'une bonne éducation.

CHAPITRE XI

Embouteillage et exportation de l'eau minérale de Pougues.

L'exportation de l'eau minérale de Pougues se fait aujourd'hui sur une très-large échelle; elle constitue pour la compagnie exploitante un revenu important, et rend à la médecine et à l'humanité des services considérables.

A ce double point de vue l'exportation de l'eau de Pougues mérite de fixer notre attention, et il importe de montrer quelle sollicitude et quels soins l'administration de notre source apporte au maintien des principes minéralisateurs qui entrent dans la composition du liquide, et partant à la conservation des propriétés médicales qui le caractérisent.

Le principal agent qui maintient dans l'eau de Pougues la dissolution des principes minéralisateurs, est sans contredit le gaz acide carbonique ; en l'absence de ce gaz le fer et l'iode se précipitent, et le bicarbonate de chaux ne tarde pas à former des concrétions qui s'attachent aux parois du vase.

Il est donc de la plus haute importance d'assurer à l'eau de Pougues exportée la présence de l'acide carbonique.

Plusieurs conditions étaient pour cela nécessaires :

1º Embouteiller l'eau telle qu'elle est produite par la source, c'est-à-dire chargée d'acide carbonique ;

2º Boucher la bouteille avant que le gaz n'ait eu le temps de se dégager ;

3º Prévenir dans le verre, dans le bouchon et surtout au goulot de la bouteille, toute fissure par laquelle le gaz pourrait se perdre.

Toutes ces conditions sont minutieusement observées, et nous allons décrire les diverses opérations par lesquelles passe le liquide qui doit être exporté.

A environ un mètre de profondeur, trois vases en grès plongent dans la fontaine.

Ce sont des filtres dont rien à l'extérieur ne décèle la présence.

Chacun de ces filtres est muni, à la partie supérieure, d'un tuyau qui va se dégorger dans un conduit commun.

Ce conduit est souterrain et aboutit à un réservoir disposé dans le magasin à embouteillage que nous avons dit n'être pas éloigné de la source.

Le gaz, intimement mélangé à l'eau, passe avec cette dernière dans les filtres et arrive au réservoir sans qu'il lui ait été possible de se dégager, puisque le liquide a constamment circulé dans des vases parfaitement clos.

Mais, dans la crainte que ces précautions fussent insuffisantes, et pour avoir une entière certitude de la présence de l'acide carbonique dans l'eau mise en bouteille, on a eu recours à un ingénieux stratagème, et l'on est parvenu à ajouter artificiellement de l'acide carbonique à l'eau, en opérant un mélange parfait du gaz et du liquide.

Pour atteindre ce but, on recueille d'abord l'acide carbonique qui se dégage incessamment de la fontaine, et qui, dans les circonstances ordinaires, se perd dans l'atmosphère.

Pour recueillir le gaz, on fait couler dans l'intérieur de la margelle du puits et plonger dans l'eau à quelques centimètres, un immense couvercle en tôle qui empêche le dégagement du gaz et dans lequel celui-ci s'amasse.

Ce couvercle est armé, à sa partie supérieure, d'une virole à laquelle s'adapte un conduit qui, souterrainement, communique avec un réservoir placé dans le magasin à embouteillage, à côté de celui qui reçoit l'eau minérale.

Chacun de ces réservoirs est armé d'un tuyau qui vient aboutir à une sphère creuse que supporte l'appareil à remplir et à boucher les bouteilles.

Dans cette sphère est un battant qui se meut au

moyen d'une roue que manœuvre un homme de peine.

L'eau et le gaz, arrivant chacun de son côté, risqueraient de ne pas se mélanger assez intimement, et il pourrait se faire que le gaz restât à la partie supérieure de la sphère, alors que le liquide s'écoulerait par le robinet de dégagement au moyen duquel on remplit les bouteilles.

Cet inconvénient est prévenu au moyen du battant.

Avant d'ouvrir le robinet de dégagement, et alors que la sphère est remplie d'eau et de gaz, on met en mouvement le battant qui, dans sa rotation rapide, emporte gaz et liquide, et les force à se mélanger d'une manière intime.

C'est alors que l'on ouvre le robinet de dégagement qui plonge dans le goulot de la bouteille ; quand celle-ci est remplie, et au moment même où le robinet se ferme, le bouchon, préalablement placé dans une espèce d'entonnoir, qui embrasse exactement l'ouverture du flacon, y est violemment poussé et y pénètre grâce à une pression irrésistible.

La quantité de gaz, ainsi mélangé au liquide, n'est pas livrée au hasard ; elle est au contraire exactement calculée au moyen d'un manomètre placé au devant de la boule creuse, et cette quantité ne peut, sans de graves dangers, dépasser cinq atmosphères.

Les bouteilles, remplies et bouchées de la manière que nous venons de décrire, sont ficelées, et ficelle, bouchon et goulot sont recouverts d'une capsule d'é-

tain portant la marque de l'établissement hydro-minéral de Pougues.

Enfermée avec toutes ces précautions, l'eau de Pougues peut se conserver indéfiniment sans s'altérer,
surtout si l'on prend soin de coucher les bouteilles.
Dans cette position le gaz presse moins sur le bouchon
et ne s'amasse pas dans le goulot qui seul peut lui
livrer passage.

On a contesté les avantages de l'eau minérale transportée, et d'aucuns même voudraient que cette exportation fût interdite.

Ce n'est point ici le lieu de traiter une pareille question ; mais nous ferons seulement observer que les adversaires du transport des eaux minérales ont raison
quand il s'agit de certaines eaux qui perdent, dans ce
déplacement, leurs propriétés physiques ou chimiques,
et par conséquent leurs vertus médicamenteuses. Il est
incontestable, en effet, que les eaux thermales, dans
lesquelles la température joue un rôle considérable, ne
peuvent conserver leur calorique, et abandonnent, par
suite, soit les principes minéralisateurs que ce calorique tenait en suspension, soit les propriétés curatives
qu'elles empruntaient à ce calorique lui-même. D'autres,
comme certaines eaux sulfureuses, se décomposent au
moindre contact de l'air et ne peuvent être mises en
bouteille.

Mais quand l'embouteillage et le transport respec-
tent également la composition chimique, les propriétés
physiques et les vertus médicales des eaux, ainsi que
cela se passe pour les eaux de Pougues, nous savons

bien les motifs qui militent en faveur de leur exportation, mais nous ne connaissons que quelques prétextes
futiles, invoqués contre leur transport.

Sans doute et nous ne voulons point atténuer ce re-
proche adressé aux eaux minérales transportées, l'action thérapeutique de ces dernières est moins énergique et moins certaine que celle des eaux employées à
la source même. Tout le monde, ce nous semble, est
d'accord sur ce point ; mais cette différence, remar-
quons-le bien, tient moins aux altérations que le liquide
a pu subir qu'aux circonstances entièrement dissem-
blables au milieu desquelles s'opère l'une ou l'autre
médication.

Ces circonstances, que nous avons ailleurs appelées
les *circonstances accessoires* des établissements d'eaux
minérales, sont les changements qu'un voyage apporte
dans les habitudes, les occupations et le genre de vie
des malades, une aération meilleure, une hygiène
mieux ordonnée, un exercice régulier, une quiétude
morale inconnue, etc., etc. Il faudrait ne pas savoir
les premiers mots de la médecine pour élever un doute
sur l'influence heureuse de ces conditions, et pour
ne pas en tenir compte dans un traitement par les
eaux minérales.

Bien évidemment et dans l'immense majorité des
cas, les eaux minérales transportées ne sont point prises au milieu de ces circonstances salutaires, et sont
ainsi privées d'un bénéfice qui bien souvent en assure
le succès.

Mais en dehors de ces conditions accessoires dont,

nous le répétons, nous ne voulons point affaiblir la valeur, les eaux minérales transportables conservent leur composition chimique et leurs propriétés physiques d'où découlent leurs vertus médicamenteuses, et se comportent comme tous les agents de la matière médicale qui agissent d'autant plus énergiquement qu'ils sont administrés au milieu de conditions plus favorables.

Grâce à ce transport, la médication par l'eau minérale n'est pas complétement interdite aux malades qui, pour un motif quelconque, ne peuvent se rendre à la source; de plus elle peut être entreprise pendant l'hiver, alors que l'établissement hydro-minéral est fermé. Pour ne parler ici que de l'eau de Pougues, combien de fois quelques bouteilles, bues pendant l'hiver, ont permis à des dyspepsiques de nombreux écarts de régime, et, chez des graveleux, ont empêché la formation de graviers, et par suite l'irruption de coliques néphrétiques!

En somme, sans donner le pas à l'eau minérale transportée sur l'eau minérale prise à la source, nous estimons que la première rend assez de services pour être respectée, surtout quand elle est entourée de tous les soins et de toute la sollicitude que prend l'administration de l'établissement de Pougues.

FIN DE LA PREMIÈRE PARTIE.

DEUXIÈME PARTIE

LES ENVIRONS DE POUGUES

Après le récit que nous avons fait de la vie que l'on mène à Pougues, et l'énumération des quelques heures qui ne sont pas réclamées par les soins du traitement, il serait étrange de nous voir étendre au loin les rayons de nos promenades, et promettre, comme touriste, des excursions que nous défendrions en qualité de médecin.

Ce serait un mirage trompeur dont nous épargnerons les illusions aux malades.

Il ne sera ici question que des promenades compatibles, sous tous les rapports, avec les nécessités de la médication que l'on vient chercher à Pougues, et nous prendrons toujours souci à ce que le médecin, même en ces matières qui paraissent lui devoir être étrangères, ne s'efface jamais devant le touriste.

Les conditions de durée et d'agrément que nous imposons à nos promenades, se trouvent singulièrement favorisées par la disposition des lieux ; Pougues, en effet, occupe presque le centre d'un triangle isocèle dont le sommet serait à Nevers, et la base une ligne tirée de la Charité à Prémery ; les deux autres côtés du triangle sont, à l'ouest, la Loire, et à l'est la Nièvre, qui se réunissent à Nevers, placé au sud de Pougues.

De ce point central et en rayonnant sur toutes les parties du triangle qui peuvent offrir agrément ou curiosité à des étrangers, nous trouvons à faire les excursions suivantes, en commençant par le sommet, remontant la Nièvre à l'est, parcourant la base du triangle et revenant par la Loire au point de départ :

1º De Pougues à Nevers ;

2º De Pougues à Urzy ;

3º De Pougues à Guérigny ;

4º De Pougues à Saint-Aubin ;

5º De Pougues à Prémery ;

6º De Pougues à Champvoux ;

7º De Pougues à la Charité ;

8º De Pougues à Germigny ;

9º De Pougues à Fourchambault ;

10º De Pougues à Marzy.

M. Sagansan, géographe de l'administration des postes, a bien voulu concourir à la clarté du texte en dressant exclusivement pour nous, et d'après le plan adopté dans cet ouvrage, la carte itinéraire des excursions que nous indiquons ici. Grâce à ce plan sur lequel sont indiqués les bois, les forêts, les châteaux et les moindres accidents de terrain, nos lecteurs se retrouveront facilement au milieu des localités que nous leur signalerons et que nous allons parcourir dans l'ordre indiqué plus haut.

CHAPITRE PREMIER

De Pougues à Nevers.

Résumé historique. — ÉDIFICES CIVILS : Château ducal, hôtel de
ville, porte du Croux et tour Saint-Éloi, porte de Paris, préfecture, caserne, collége, l'horloge, gendarmerie. — LIEUX PUBLICS :
Le parc, les ponts et les quais, — ÉDIFICES RELIGIEUX : La cathédrale, Saint-Étienne, Saint-Père, Saint-Sauveur, les couvents,
Saint-Gildard, les Carmélites, les Visitandines.—ÉDIFICES PRIVÉS :
Maison d'Adam Billaud.

Le chemin qui conduit de Pougues à Nevers est la
route impériale nº 7, qui traverse le village, comme
nous l'avons dit, du nord au midi.

C'est dans cette direction même que le touriste diri-
gera ses pas.

Avant d'avoir quitté Pougues, une pente assez rapide s'offre à lui ; c'est le versant septentrional de la montagne qui domine la vallée et que la route serpente pendant un quart d'heure environ.

Du haut de cette montagne, un magnifique panorama s'offre à la vue ; il faut s'arrêter un instant, soit pour contenter son admiration, soit pour reprendre haleine.

A nos pieds, s'étendant jusqu'à la Loire, et animée par un nombre infini de maisons blanches, de sentiers fleuris et de ruisseaux au doux murmure, s'étale une riche végétation dont les vignes échelonnées, les prairies toujours vertes et les arbres touffus, viennent mourir aux portes enflammées des usines de Fourchambault. A droite, le même paysage se continue en suivant le cours de la Loire, et se perd dans un horizon lointain que limitent la montagne et le château de Sancerre. A gauche, le regard, un instant arrêté par le coteau de Vernuche dont nous parlerons tout à l'heure, découvre bientôt la ville de Nevers que signalent les tours de ses églises ; quand le ciel est pur et l'atmosphère limpide, on aperçoit même de ce point élevé les montagnes de l'Auvergne.

Après cette halte, descendons du côté du midi la montagne que nous venons de gravir du côté du nord.

Nous voici dans une seconde vallée, la vallée de Varennes.

Au pied du coteau qui se dresse devant nous, et sur la gauche de la route impériale que nous suivons, s'aperçoivent des bâtiments dont les proportions sollicitent notre attention. C'est Varennes que nous ne devons qu'indiquer en cette place, car nous rencontrerons cette localité dans notre excursion à Urzy.

Par sa position en face de Nevers et dominant la Loire, le coteau que nous gravissons devait avoir, pendant le moyen âge, une grande importance stratégique. L'histoire, en effet, a gardé le souvenir des fiefs de la Vanne, de Pinelin et de Vernuche, dont les châteaux crénelés défendaient les seigneurs de Nevers et commandaient les eaux du fleuve. Mais ces restes de la puissance féodale ont complétement disparu, et le sommet du coteau n'est plus couronné, à gauche, que par un kiosque mauresque de construction toute récente, et, à droite, par une ferme spacieuse qui simule assez bien un château de campagne.

De ce point jusqu'à Nevers, la route traverse une plaine nue dont la végétation paraît moins riche que celle des coteaux que nous venons de quitter, et qui, d'ailleurs, n'offre de l'intérêt sous aucun rapport.

Nevers est une des plus anciennes villes des Gaules ; à l'époque de la conquête romaine, elle était déjà puissante et capitale du pays des Édues ; elle s'appelait alors *Noviodunum*, de *nov*, rivière, et *dun*, montagne, *montagne sur la rivière.*

Parce que César en avait fait son entrepôt général et y avait enfermé ses trésors, son blé, les otages de la Gaule et les chevaux que lui avaient envoyés l'Espagne et l'Italie pour les besoins de la guerre, Nevers fut surprise et brûlée par Éporédorix et Virdumar, qui égorgèrent la garnison romaine.

La ville fut relevée de ses cendres, mais son nom de Noviodunum fut remplacé par un mot latin infiniment plus poétique, par *Iberus, beau printemps*, d'où, par des altérations successives, quelques étymologistes tirent le nom moderne de Nevers.

Nous n'avons point à rappeler ici les luttes longues et sanglantes que César eut à soutenir contre les races celtiques, ni les phases diverses par lesquelles passèrent les Édues et les Senons avant de reconnaître la domination romaine.

Les Gaules conquises et pacifiées devinrent, sous les empereurs, une province de l'empire et subirent dès lors les destinées de la mère patrie. Envahis par les barbares, Nevers et les pays environnants gardèrent longtemps les traces des Vandales, des Huns et des Visigoths. Aujourd'hui même le souvenir de ces déprédations n'est pas entièrement effacé, et le paysan du Morvan donne encore le nom de *goth* au mendiant paresseux ou voleur.

Mais, à côté des dévastions apportées par les hordes sauvages venues d'au delà du Rhin, et comme compensation aux cruautés qu'elles commettaient, le christianisme pénétrait dans les Gaules et y apportait une quiétude et des espérances inconnues.

L'ancien pays des Édues ne fut guère initié à la foi nouvelle que vers la seconde moitié du troisième siècle. Vers l'an 274, en effet, sous l'empereur Aurélien, Nevers eut le premier martyr dont l'histoire fasse mention ; c'est saint Révérien, dont une rue et une fontaine, témoins de son supplice, perpétuent le pieux souvenir.

Ce martyre ne fut **pas** inutile à la propagation de la religion nouvelle; le nombre des fidèles s'accrut rapidement dans le pays des Édues, à ce point que deux siècles à peine après la mort de saint Révérien, la présence d'un évêque à Nevers fut jugée nécessaire.

L'histoire, toute remplie alors par l'invasion des barbares, n'a pas conservé les noms de ces premiers pasteurs. Et comment s'en étonner, si l'on songe que la ville de Nevers fut tour à tour vandale, bourguignonne, neustrienne, austrasienne, selon le hasard des armes ou des partages de famille.

« C'est au milieu de ces changements politiques, dit l'*Album nivernais,* que notre province se forme et se sépare du pays d'Autun. Nevers nous semble avoir été le point central autour duquel s'est développée la province. Ville épiscopale, elle voyait incessamment affluer dans son sein les habitants du voisinage qui venaient chercher auprès de son évêque, et des consolations religieuses et une protection contre leurs maux. Naturellement Nevers devait finir par s'attacher tout le pays environnant et lui donner son nom; c'est ce qui est arrivé. D'abord la province fut peu importante, sans doute, puisque le titre modeste de *Pagus nivernensis* suffit pour la désigner. Cependant le chef qui la gouverne au nom des rois francs, reçoit de saint Germain, évêque de Paris, le titre de *princeps.* »

Bien que la formation du diocèse de Nevers ait précédé l'organisation de la province, et bien que ses évêques soient devenus de puissants seigneurs temporels, comtes d'Urzy, Parzy, et Prémery, dont les châteaux figuraient dans leur blason, le gouvernement du Nivernais appartenait au roi franc, à qui la province échéait en partage.

A la mort de Pépin, Nevers passa aux ducs de Bourgogne, qui prirent le titre de comtes de Nevers et qu'ils gardèrent jusqu'à la mort de Charlemagne.

C'est cependant cette période, en 745, que régna Gérard de Roussillon, dont un curieux fabliau du moyen âge, défiguré par le comte de Tressan, célèbre la vaillance et la courtoisie sous le nom de Gérard de Nevers.

Dans le partage de ses États qu'il fit entre ses enfants, Charlemagne comprit le comté de Nevers dans le royaume d'Aquitaine. Placé sur les limites du royaume de Provence, le Nivernais est désigné dans les diplômes de cette époque, sous le nom de Marche ou marquisat, qui signifie frontière, et le duc de Septimanie prend lui-même le titre de marquis de Nevers.

Après un siècle de possession par les ducs d'Aquitaine, le comté de Nevers fit retour aux ducs de Bourgogne, à qui le roi Lothaire venait de le donner, et qui le gardèrent jusqu'en 987, époque à laquelle Mathilde, fille de Otte-Guillaume, l'apporta en dot au seigneur de Metz, le comte Landry, dont la famille, originaire du Poitou, était, depuis un siècle à peine, établie dans le Nivernais.

« Jusqu'ici, dit l'*Album nivernais*, les comtes n'ont apparu que comme des gouverneurs révocables et exerçant une autorité qui émane tantôt des rois de France, tantôt des ducs de Bourgogne. Quelques-uns ont succédé pourtant à leurs pères ; mais l'hérédité n'a encore été qu'un fait accidentel ; à partir de cette époque, elle est un droit. Alors commence pour notre province une ère nouvelle : le Nivernais devient une seigneurie territoriale, et le comte un véritable souverain qui fait la guerre, bat monnaie, lève des impôts et rend la justice en son nom.

» Mais ce fief, entré par les femmes dans la famille de Landry, en sort de même ; après deux siècles, il tombe en quenouille et passe successivement, par des mariages, aux maisons de Courtenay (1184), de Donzy (1199), de Forez (1226), de Bourgogne (1257), de France (1265), de Flandre (1271), des Valois de Bourgogne (1369), de Clèves (1491). Érigé en duché pairie par François Ier en 1538, le Nivernais devint en 1565, la propriété des Gonzagues de Mantoue, qui le vendirent en 1659 au cardinal Mazarin. Ce dernier, en mourant, le laissa à son neveu Philippe-Julien Mancini, dont le fils, sous le nom de Nivernais, porta jusqu'à la révolution cette couronne ducale, que la convention fit fouler aux pieds par ses huissiers, et fondre à la monnaie nationale. »

Dans ce rapide coup d'œil jeté sur l'histoire de Nevers, nous n'avons point parlé des fêtes brillantes que la ville en liesse célébrait à l'entrée de ses seigneurs, et surtout des rois de France, de qui relevait le comté.

Nous avons également omis de mentionner les incendies qui, deux ou trois fois, réduisirent la ville en cendres ; et nous avons aussi laissé dans l'ombre la part plus ou moins active que le Nivernais prit aux guerres, soit nationales, soit religieuses, qui pendant si longtemps désolèrent le sol de France.

Ces récits d'un autre âge nous eussent entraîné trop loin et n'auraient d'ailleurs que médiocrement intéressé le touriste, plus désireux de connaître les monuments existants, que les souvenirs d'un passé dont il ne reste plus de traces.

Cependant ce passé ne sera pas entièrement une lettre morte, et il va revivre pour nous dans celles de ses parties qui nous ont légué les monuments dont nous aurons à faire la description.

Nous avons donc hâte d'aborder ce côté de notre tâche et de conduire le visiteur, l'histoire à la main, parmi les établissements anciens et nouveaux que possède Nevers.

ÉDIFICES CIVILS. — *Château Ducal.* — Vers la fin du quinzième siècle, les hauts barons de la féodalité, décimés par les longues guerres des siècles précédents, et ébranlés dans leur puissance par les communes, auxquelles, par besoin d'argent, ils avaient concédé des droits et des franchises, comprirent que la paix avait des plaisirs comparables à ceux de la guerre, et que les donjons crénelés du haut desquels ils rançonnaient le le pauvre peuple, n'étaient plus en harmonie avec le nouveau mode de guerre qu'avait apporté l'invention de la poudre à canon, et qu'ils devaient être remplacés par des demeures élégantes, où les délicatesses des arts feraient oublier les nécessités et le bruit des armes.

C'est cette pensée qui inspira à Jéhan de Clamecy, de la maison de Clèves, la démolition du donjon féodal dont on retrouve quelques vestiges, et la construction, sur son emplacement, du château qui subsiste encore aujourd'hui.

Cependant les guerres de la Ligue, pendant lesquelles il fut édifié, imposèrent, devant la cour du château, un mur de défense que Charles de Gonzagues, duc de Nevers, fit remplacer en 1608 par une belle grille de fer, dont la République devait plus tard faire des piques. Aujourd'hui il n'existe qu'un mur d'appui qui sépare la cour de la place ducale.

Ce même duc, après avoir débarrassé les environs du château des maisons étroites et basses qui les couvraient, dressa le plan de la place ducale dont toutes les maisons portaient pignon, et qui, s'ouvrant à la partie méridionale, devait découvrir la Loire, à laquelle on serait arrivé par un superbe escalier. Ce magnifique projet ne reçut pas son exécution. Sous la première république, Fouché, proconsul dans la Nièvre, le reprit en sous-œuvre, mais la grandeur et la rapidité des événements de cette époque en firent encore ajourner la réalisation.

Le château ducal est un long parallélogramme dont la façade principale, exposée au midi, est accompagnée de trois tours élégantes, deux aux extrémités, et une octogone au centre, toute chargée d'ornementations ;

enfin aux deux côtés de cette tour centrale, existent deux demi-tourelles aux trois quarts engagées dans le mur, et que des consoles soutiennent à leur naissance.

A cette façade, les Clèves ont ajouté de grandes lucarnes, dont le style est plus moderne que celui de l'édifice. Sur les tableaux qui les soutiennent et sur ceux des ouvertures carrées qui éclairent la spirale du grand escalier taillé dans la tour centrale, sont sculptés des bas-reliefs où brillent, parmi des sujets de chasse, les écussons variés des maisons de France, de Brabant, de Limbourg, d'Anvers, de Nevers, de Rethel, des Clèves et des Gonzagues. Les Clèves n'y ont pas oublié la légende du chevalier du Cygne, qu'ils plaçaient à l'origine de leur maison, bien qu'ils eussent également la prétention de descendre de Charlemagne par l'évêque de Maestricht, apôtre des Ardennes.

Pour l'intelligence des bas-reliefs du château ducal, nous dirons en peu de mots l'histoire légendaire dont la naïve poésie parfume, pour ainsi dire, les premiers temps de la maison de Clèves.

A une époque reculée, au plus beau moment de la période féodale, un tournoi réunissait sur les bords du Rhin toute la noblesse du diocèse de Cologne. Tout à coup, alors que les passes-d'armes allaient commencer, apparut sur le fleuve une nacelle traînée par un cygne que retenait une chaîne d'argent, et montée par un preux que nul ne connaissait.

Son élégance, sa courtoisie, et surtout l'équipage merveilleux qui l'avait amené, le firent admettre aux fêtes du tournois où, dit la légende, « il se distingua par de brillants et non-pareils faits d'armes. »

Pendant ce temps la nacelle avait disparu avec le cygne, et l'inconnu, déclaré vainqueur, sollicita et obtint la main d'une noble demoiselle.

Ce mariage fut heureux et fécond ; mais un jour, sans que le chevalier eût jamais déchiré, même aux yeux de sa femme, le mystère de son origine, la même nacelle, traînée par le même cygne toujours retenu par une chaîne d'argent, reparut sur le fleuve, et l'inconnu, obéissant à coup sûr à quelque terrible fatalité, remonta dans son équipage et disparut pour toujours avec lui.

C'est de cette union étrange que la famille des Clèves prétendait descendre ; mais quelle que soit la créance qu'il faille accorder à ce récit fabuleux, il faut reconnaître que cette maison se rencontre dans la généalogie de presque tous les souverains de l'Europe, et nous la voyons régner dans le Nivernais, par le mariage de Jean Ier, dit le Belliqueux, avec Élisabeth, fille de Jean de Bourgogne, comte de Nevers.

Nous revenons au château ducal.

La façade méridionale qui supporte les bas-reliefs dont nous venons de parler, est la seule qui offre des ornementations. La façade nord, dont la frise est cependant semblable à celle du midi, est percée, à son centre, d'une porte carrée qui s'ouvre sur une belle terrasse, ancien jardin du château.

Cette demeure princière, veuve aujourd'hui de ses

anciens possesseurs, est affectée au tribunal civil, à la justice de paix et à la cour d'assises.

La salle du tribunal civil contient les écussons de quelques familles qui ont possédé le Nivernais ; l'écu de Mazarin regarde celui des Mancini ; les armes des d'Albret font pendant à celles des Clèves, et les armoiries de Bourgogne et Rethel font vis-à-vis à celles des Gonzagues-Mantoue.

Dans la salle des assises, les écussons appartiennent aux baronnies et seigneuries de la province : Decize, Lormes, la Charité, Saint-Pierre, Donzy, Cosne, Nevers, et l'écu bourguignon.

La salle de la justice de paix renferme les armoiries des comtes de Nevers : Louis de Flandre ; Philippe le Hardi, quatrième fils de Jean, roi de France ; Jean Tristan, quatrième fils de saint Louis ; Gaucher de Châtillon ; la comtesse Mahaut de Bourbon ; Guy de Forest ; Jean de Bourgogne ; Hervé de Donzy ; Pierre de Courtenay et Hotto-Guillaume.

Du vieux donjon féodal abandonné par les Clèves et remplacé par le château dont nous venons de parler, il ne reste plus qu'une puissante muraille, percée de quelques embrasures et située derrière le réservoir. Un jardin a remplacé la terrasse de ce vieil édifice, et on y voit encore un ravissant tombeau de la fin du quinzième siècle.

— *Hôtel de ville.* — Ce bâtiment n'a absolument rien de remarquable ; il a été construit sur les ruines de l'ancien donjon, à la droite du château actuel ; il fait pendant au théâtre dont l'architecture est également insignifiante. Nous ne faisons mention de l'hôtel de ville que parce qu'il renferme la bibliothèque communale et un musée céramique.

La bibliothèque, dont la salle est assez belle, possède dix mille volumes, que Fouché tira en grande partie de la bibliothèque des couvents nivernais et notamment des bénédictins de Corbigny, des chartreux de Lormes et de l'abbaye de Saint-Martin de Nevers. On y voit un buste d'Adam Billaud, d'après David; un portrait du même poëte et de sa femme, et un beau portrait de Marie-Thérèse, épouse de Louis XIV.

Nous ne dirons rien des toiles qui décorent une salle de l'hôtel de ville, parce que quelques cadres, attachés à un mur, ne suffisent pas pour constituer un musée de peinture.

Le musée céramique ne répond pas à la réputation dont Nevers a joui pendant longtemps pour sa fabrique d'émaux. Des faïences de toutes les époques y occupent les places, et les meilleures et les plus nombreuses. On comprend cette prédilection, car ce fut Nevers qui, sous Louis de Gonzagues, dota la France de cette branche d'industrie jusqu'alors exploitée par les habitants d'Urbin, en Italie. Cependant quelques beaux émaux s'y font remarquer et donnent l'espérance que ce musée, aujourd'hui à peine ébauché, deviendra un des plus curieux de la province.

—Porte du Croux et tour Saint-Éloi.— En 1194, le comte Pierre de Courtenay entoura Nevers d'une enceinte fortifiée qui s'ouvrait par les sept portes suivantes : la porte du Croux, celle des Ardilliers ou Artil-

liers, et les porte de Saint-Didier, du Pont-Cizeau, de
la Barre, de Loire et de Nièvre.

De ces sept portes, les deux premières seules subsistent, et encore la porte des Ardilliers, plus connue aujourd'hui sous le nom de porte de Paris, a subi une telle transformation qu'elle ne présente plus aucun cachet de son origine.

Nous en parlerons tout à l'heure.

La porte du Croux est surtout constituée par une grosse tour noire, à trois étages, flanquée de tourelles, sous laquelle règne un passage voûté qui conduit de la ville dans la campagne. Sur un des murs de ce passage on voit encore un bas-relief de 1593, aux armes de Nevers et de Charles de Gonzagues.

De petites fenêtres étroites éclairent l'intérieur de la tour; une galerie extérieure règne sur trois côtés et est garnie de machicoulis; sur la face qui regarde les champs on voit les ouvertures où s'appuyèrent les bras d'un pont-levis. En avant existait un boulevard de défense où se trouvaient la herse et le pont-levis. Il était fermé par un fossé profond que remplissaient les eaux du Croux.

Cette tour, dite du Croux ou de Saint-Éloi, peut donner, tant elle est bien conservée, une idée exacte du système défensif employé avant la découverte de la poudre à canon.

Aujourd'hui ce monument des temps passés renferme le musée lapidaire. Dans une belle salle carrée, au premier étage, à laquelle conduit un escalier coupé par la galerie de défense, se trouvent réunis des tronçons de toutes sortes, chapiteaux, bas-reliefs, tombes romaines et catholiques, au milieu desquels on distingue une fort belle cheminée du quinzième siècle et une curieuse mosaïque.

Le second étage, où se réunit la Société nivernaise des lettres, sciences et arts, contient quelques plâtres insignifiants et un lambeau des tapisseries de la comtesse Marie d'Albret qui ornèrent le chœur de la cathédrale.

— Porte de Paris, ou des Artilliers. — Construite en 1194 avec l'enceinte fortifiée de Pierre de Courtenay, la porte de Paris fut rebâtie en 1434, par les habitants de Varennes-les-Nevers qui, chaque année, le jour qui précédait la Saint-Denis, devaient envoyer leur syndic devant le seigneur de la comté, à l'effet de s'assurer du bon état de la porte, ou de payer une amende de soixante sols s'ils venaient à manquer à ce devoir.

Son voisinage du tir à l'arquebuse lui fit d'abord donner le nom des artilliers, qu'elle changea plus tard pour celui de Porte de Paris, emprunté à sa position sur la route qui conduit à la capitale.

Relevée en 1746 en l'honneur du maréchal de Saxe, après la bataille de Fontenoy, elle représente un arc de triomphe dont la révolution a effacé les trophées, les armoiries et les inscriptions qui le décoraient.

Les inscriptions étaient de Voltaire, et ne valaient pas les cent louis qui lui furent payés ; qu'on en juge. Les vers sont en l'honneur de Louis XV.

Sur le fronton intérieur on lisait :

> A ce grand monument qu'éleva l'abondance
> Reconnaissez Nevers et jugez de la France.

Sur le fronton extérieur :

> Au grand homme modeste, au plus doux des vainqueurs,
> Au père de l'État, au maître de nos cœurs.

Enfin, sur l'arc même :

> Dans ces temps fortunés de gloire et de puissance
> Où Louis, répandant les bienfaits et l'effroy,
> Triompha des Anglais aux champs de Fontenoy,
> Et faisait avec lui triompher sa clémence,
> Tandis que tous les arts aimés et soutenus ,
> Embellissaient l'État que sa main sçut défendre,
> Tandis qu'il renversait les portes de la Flandre,
> Pour fermer à jamais les portes de Janus ;
> Les peuples de Nevers, en ces jours de victoire.
> Ont voulu signaler leur bonheur et sa gloire ;
> Étalez à jamais, augustes monuments,
> Le zèle et la vertu de ceux qui vous fondèrent,
> Instruisez l'avenir, soyez vainqueurs du temps,
> Ainsi que le grand nom dont leurs mains vous ornèrent.

Par monsieur DE VOLTAIRE, *historiographe du roi.*

N'est-ce pas le cas de dire avec Molière :

> J'en pourrais, par malheur, faire d'aussi méchants ;
> Mais je me garderais de les montrer aux gens,

et surtout de les faire graver sur un arc de triomphe !

—*Hôtel de la préfecture.*— En dehors de la porte de
Paris, et sur la droite de la route impériale, est l'hôtel
de la préfecture, précédé d'un gracieux jardin que li-

mite une belle grille. Aucun souvenir historique ne s'attache à cet édifice ; les panneaux de la salle du conseil général sont surmontés des écussons des villes importantes de l'ancienne province.

— *Caserne.* — En face de l'hôtel de la préfecture est la caserne, qui n'a rien de remarquable. Elle date de la fin du dix-huitième siècle.

— *Collége.* — En entrant dans la ville par la porte de Paris, on aperçoit à gauche une église monumentale, dont nous parlerons tout à l'heure, et qui fut construite par les jésuites, pour servir de chapelle au collége dont ils avaient la direction.

Le collége est à quelques pas plus loin. Sa première fondation date de 1524. Il fut construit sur l'emplacement d'une maison qui appartenait au bailli de Nivernais, Léonard du Pontot, et eut pour premier régent, Jéhan Arnolet, de Saint-Saulge, connu par un traité sur l'orthographe et par des poésies latines.

En 1575, les jésuites en prirent la direction ; ils élevèrent, comme nous l'avons dit plus haut, l'église que l'on voit encore aujourd'hui, et attachèrent à leur enseignement des hommes distingués, parmi lesquels on cite Bougeant, connu par des travaux historiques sur le traité de Westphalie, et l'auteur de *Vert-Vert*, Gresset qui donna pour théâtre à son ravissant poëme le couvent des Visitandines de Nevers.

A l'expulsion des jésuites, des prêtres séculiers, sous la surveillance d'un bureau d'administration, prirent la direction du collége et la gardèrent jusqu'à la révolution.

A la création de l'université, le collége resta communal; il l'est encore aujourd'hui. Il dépend de l'académie de Dijon. Il a la réputation d'être un des meilleurs colléges communaux de la France.

— *L'horloge.* — En quittant la place du collége et en suivant la rue du Commerce, on rencontre, à l'extrémité méridionale de cette rue animée, un vieil édifice auquel on montait naguère encore par une double rampe; c'est l'ancien palais de justice, le lieu où siégeait le bailliage. La construction en est due au comte Philippe de Bourgogne, qui affecta la partie supérieure à l'administration de la justice, et la partie inférieure aux halles.

La disposition de la portion de l'édifice destinée à la justice se voit encore telle qu'elle était jadis. D'abord la salle des *Pas perdus* que soutiennent de grands piliers de bois; à droite la loge du concierge; à gauche, le greffe. Dans le fond, on a fait des appartements dans la salle où siégeaient le bailli, le lieutenant-général et les juges; sur l'un des côtés étaient le procureur fiscal et l'avocat général.

Grâce aux franchises communales dont jouissaient les habitants de Nevers, la ville avait le droit de posséder un beffroi. On le mit d'abord dans le clocher de l'abbaye de Saint-Martin dont nous parlerons plus loin. En 1400 les habitants obtinrent de le placer au-dessus des halles; une tour fut élevée pour le recevoir. Bâtie peu solidement, elle fut refaite en 1439, endommagée en 1456 par un orage, et reconstruite telle qu'elle est aujourd'hui, et munie d'une horloge.

— *Gendarmerie.* — Elle occupe l'abbaye de Saint-

Martin, dans la rue du même nom. Cette abbaye anciennement très-célèbre, possédait des priviléges particuliers qui la rendaient indépendante de l'évèque. Ravagée dans le septième siècle par les Aquitains, elle répara ce désastre, et pendant le neuvième siècle elle recueillit l'évèque Saint-Gérôme et son clergé que la misère avait chassés de la cathédrale appauvrie par les spoliations. En 849, Hériman y établit seize chanoines réguliers de saint Augustin, dont les mœurs ne furent pas toujours exemplaires, car, au seizième siècle, Jacques d'Albret sollicita et obtint un arrêt du conseil pour *arrêter la dissipation, dilapidation, malversation et vie dissolue des chanoines;* il y fit venir des religieux de Saint-Victor-lez-Parizes qui furent bientôt remplacés par des Génovéfains qu'en chassa la révolution pour y mettre les gendarmes.

Avant d'être installé dans la tour de l'horloge, où nous l'avons vu tout à l'heure, le beffroi de la ville fut primitivement placé dans la tour de l'abbaye de Saint-Martin dont il ne reste plus aucun vestige. De l'abbaye elle-même il ne subsiste qu'un cloître assez spacieux dont les fenêtres cintrées rappellent l'architecture religieuse du onzième siècle.

Un souvenir historique se rattache à cette abbaye : c'est la fin aventureuse de Casimir, roi de Pologne. D'abord cardinal, puis jésuite, puis roi, Casimir abdiqua la couronne, guerroya bravement, fut arrêté en France comme un espion, et retenu plusieurs années en prison. Las de tant d'aventures, il épousa sa belle-sœur, Marie de Nevers, et finit par se faire abbé de

Saint-Germain des Prés, et de Saint-Martin de Nevers.
Il mourut dans cette dernière abbaye le 16 septembre 1672.

Lieux publics. — *Le Parc.* — S'il en faut croire les vers d'Adam Billaud, le parc était la promenade favorite des princesses de Nevers, et surtout de Marie, qui venait sous ses ombrages rêver à la couronne de Pologne.

> Tu vois, tous les matins, cette beauté parfaite
> Chercher dedans ton bois l'antre plus obscurci.

Les arbres séculaires qui formaient ces ombrages furent abattus, en 1614, par les gens d'armes du marquis de Montigny à qui Marie de Médicis avait ordonné d'assiéger Nevers, défendu, au nom du parti des Guises, par Catherine de Lorraine.

À cette époque, le parc était limité à la grande allée du milieu, et bordé à sa partie supérieure par un terrain planté de vignes. En 1767, le dernier duc de Nevers, Jules Mancini, fit arracher les vignes et fondre dans le parc, le terrain qui les contenait, pour plaire à Mme de Prunevaux dont les souvenirs galants ne sont point encore effacés ; et Mme de Prunevaux avait mille fois raison, car du haut de ce terrain, la vue est magnifique et l'horizon, coupé par la Loire, s'étend à une immense distance.

À l'époque dont nous parlons, le parc renfermait pour le jeu du mail, alors, fort à la mode, un espace vide qu'on nommait *Pollemaille.*

Aujourd'hui, le parc n'est plus qu'une promenade ombreuse, où les étrangers vont jouir du panorama qui se déroule sous leurs yeux, et chercher la fraîcheur pendant les jours de la canicule.

— *Les ponts et les quais.* — L'*Album nivernais* donne sur les ponts de Nevers les détails historiques qui suivent :

« Le pont qui joint les deux rives de la Loire était, avant le dix-septième siècle, séparé en trois parties : le pont de Loire, ceux de Notre-Dame et de l'Official. Le pont de Loire était le plus ancien. Primitivement en bois, il fut emporté par les grandes eaux en 1309, reconstruit, et brisé de nouveau par les glaces en 1389. Pour aider à le relever, le roi Charles VI accorda aux bourgeois, en 1406, deux cents livres sur les tailles arriérées depuis vingt ans ; cette somme, jointe aux revenus des octrois, permit de le reconstruire en pierre dès l'année suivante ; il ne fut achevé qu'en 1555. Outre les tours et les ponts-levis qui le défendaient aux deux extrémités, il avait *une pile fort large, creuse et voustée en dedans, avec canonnières pour défendre la muraille de la ville, et battre à fleur d'eau ceux qui par bateaux voudraient s'en approcher.*

» Le pont de Notre-Dame tirait son origine d'une chapelle qui était à son extrémité méridionale ; il datait de 1560.

» Le troisième pont fut construit en 1485, par Pierre Regnier, grand archidiacre et official de Nevers. Avant cette époque, les moindres débordements interrompaient les communications, et la ville entretenait de ce côté un bac, pour aller chercher les voyageurs et les habitants de la campagne qui apportaient des comestibles. A cet effet, on levait sur ces derniers ce qu'on nommait les *petits boisseaux*. La chaussée qui le remplace est de 1606.

» La crue du 28 novembre 1628 ayant rompu les ponts de Loire et de Notre-Dame, la ville les laissa, par pénurie, dans ce triste état. En 1670, le grand Colbert ordonna de les rétablir. Une inscription fastueuse, placée dans les fondations, promettait à ce monument la durée du royaume des lis; on n'en travailla pas moins à le réparer, de 1747 à 1780; enfin, le 19 novembre 1796, les eaux emportèrent sept arches du côté de la ville. Elles n'ont été rebâties en pierre que dans ces dernières années.

» Sur les branches diverses de la Nièvre sont jetés des ponts dont voici les principaux :

» Au bout de la rue de Nièvre étaient une porte et un pont-levis. Le pont qui est à quelques pas plus loin existait en bois dès 1387. Ils furent tous deux refaits en pierre en 1770, ainsi que le pont de Mouësse, antérieur à l'année 1437.

» Au haut de la rue du Pont-Cizeau s'élevait la porte Chireau; les deux ponts, le pont Chireau ou Cizeau, et celui de Saint-Nicolas, qui conduisent au Ravelin, étaient séparés par un pont-levis. Le pont qui est entre la Poissonnerie et le dépôt de la marine existait en bois dès 1396; s'étant écroulé en 1458, huit jours après l'entrée de Marie d'Albret, il fut achevé sous le nom de pont Madame. Emporté par les eaux en 1469 et refait aussitôt, il n'a été construit en pierre qu'en 1728. Le pont qui est en face de la chapelle Saint-Nicolas se nomme pont de la Fontaine-Beaupré. D'abord en bois, il fut brûlé en 1550. On ignore la date de sa construction en pierre.

Les quais et les trottoirs sont de dates différentes ; leur tracé ne remonte pas au delà de 1732. Reconstruits en 1830 par M. Mossé, ils se terminent, au couchant, par une petite place qui porte le nom de l'ingénieur qui dirigea les travaux.

ÉDIFICES RELIGIEUX. — *La cathédrale*. — S'il en faut croire les historiens et les archéologues, la cathédrale de Nevers remonterait au temps de Clovis, à l'époque où furent institués les premiers évêques de la province. Elle était alors dédiée à la sainte Vierge et aux saints martyrs Gervais et Protais. Plus tard, en 817, en reconnaissance, sans doute, des services que le petit Cyr avait rendu à Charlemagne, l'évêque Jérôme mit la cathédrale sous l'invocation de ce nouveau martyr, auquel elle est restée jusqu'à présent fidèle.

Cette première église tomba de vétusté en 910. L'évêque Atton la releva et voulut qu'elle fût divisée en trois parties comme les basiliques ; soit que l'édifice n'ait jamais été terminé, soit qu'il ait été détruit dans l'incendie de 1211, il ne reste plus de l'œuvre d'Atton que la partie rectangulaire, où quatre larges cintres romans sont portés par deux lourds piliers saxons.

Ainsi que nous venons de le dire, un incendie détruisit la cathédrale en 1211 ; elle fut reconstruite toute en pierre par l'évêque Guillaume de Saint-Lazare ; mais elle ne fut entièrement terminée que dans le quatorzième siècle, époque à laquelle elle fut consacrée par Pierre de Palude, patriarche de Jérusalem.

De ces diverses substructions il résulte un mélange d'architecture, qui ne manque pas d'originalité, et qui, dans tous les cas, offre un intérêt tout particulier aux artistes et aux amateurs.

Le chœur, élevé à l'extrémité orientale de la nef, et sensiblement incliné à droite, en souvenir de la position de la tête du Christ sur la croix, date du quatorzième siècle, pendant lequel l'architecture ogivale apparaît dans tout son éclat.

Les cinq travées de la nef et le chœur primitif sont les restes du grand vaisseau élevé par Guillaume de Saint-Lazare après l'incendie de 1211. Ils sont du treizième siècle.

L'édifice a deux portes : l'une au nord, l'autre au midi.

La porte du nord, celle qui regarde le château ducal, et que l'on nomme porte du Doyenné ou de Saint-Christophe, date de 1240 ; les archivoltes portaient anciennement un double rang de saints, de saintes et d'anges, que la révolution de 93 a fait disparaître.

Le portail du sud, dit portail de Loire, fut construit en 1490 par l'évêque Pierre de Fontenay, et offre encore à l'admiration des amateurs deux ceps de vigne et une branche de chêne du travail le plus délicat.

En entrant dans l'église par cette porte, on trouve à gauche une chapelle destinée à la famille de Fontenay ; elle appartient à la même époque que le portail ; sur la droite est la sacristie, qui lui est antérieure de quelques années, et sur le mur extérieur de laquelle se lit une inscription latine portant le nom de l'architecte, Henri de Saxoine.

Enfin, sur la muraille de face existe une peinture à la cire du seizième siècle, représentant le chanoine Dreux-Godard, dont la tombe était au-dessous, agenouillé devant la croix principale d'un cimetière.

Nous ne pouvons passer en revue toutes les curiosités architecturales de cette cathédrale ; cependant il faut mentionner une cage d'escalier de la Renaissance, placée dans un des transsepts d'Atton, ainsi que le clocher commencé, en 1507, par l'évêque Bohier, terminé en 1528, et dont les parois du sud et de l'orient sont ornées de figures de saints portant le glaive ou le bourdon.

— *Église Saint Etienne.* — Ce fut primitivement un monastère où, lors de son passage à Nevers en 602, l'Irlandais Saint-Colomban établit des religieuses. Le monastère fut dévasté pendant le septième siècle, et ses hôtes chassés firent place aux laïques. En 1063, l'évêque Hugues, ayant obtenu des franchises du seigneur féodal, appela dans le monastère de Saint-Colomban des chanoines de l'ordre du pape saint Sylvestre, lesquels, peu de temps après, se retirèrent volontairement, en abandonnant les lieux à la congrégation bénédictine de Cluny.

Heureusement le comte Guillaume, qui dépensait à la construction des églises l'argent qu'il devait employer à suivre la croisade, releva l'édifice dont nous nous occupons, et en mena rapidement les travaux.

Commencée en 1063, l'église fut consacrée en 1097 par saint Yves, évêques de Chartres.

Adoptant la forme de basilique, elle a trois nefs d'inégale largeur au haut desquelles se développe la croisée et monte vers le ciel l'arc triomphale ; puis le chœur s'arrondit et s'incline ; ses colonnes, rondes et massives, soutiennent une galerie toute couverte d'anges. Ce sont les seules représentations animées qui décorent l'intérieur de l'édifice ; ses chapiteaux n'ont pour ornements que des feuillages, des losanges, des grecques et des entrelacs.

Grâce sans doute à la rapidité de sa construction, l'église Sainte-Etienne présente une unité d'architecture assez rare dans les monuments religieux que nous a laissé le moyen âge ; toutefois cette unité a été un peu altérée par l'adjonction d'une chapelle du quinzième siècle qui remplace un hémicycle roman, et par la substitution de colonnes corynthiennes aux colonnes romanes dans les absides du fond.

Des trois clochers qui décoraient la sombre masse de la vieille basilique, il n'en reste plus qu'un à moitié abattu ; mais telle que le temps nous l'a conservée, l'église de Saint-Etienne présente encore, vue du bas de la rue du Charnier, un aspect imposant et plein d'austérité.

Ainsi que nous l'avons dit plus haut, le monastère et l'église Saint - Etienne appartenaient aux bénédictins de l'abbaye de Cluny ; le restaurateur de l'église, le comte Guillaume, lui avait concédé des priviléges de toutes sortes que ne respectèrent pas toujours les seigneurs de Nevers ; pourtant, malgré la violation de cette charte, les religieux, vêtus d'aubes et de chapes, allaient au-devant des comtes et plus tard des ducs, lors de leur entrée joyeuse dans la cité, et leur faisaient dire par leur notaire à la porte de Barre : *Monseigneur, vous promettez et jurez ès saintes évangilles de Dieu cy escriptes, que bien et loyaulment vous garderez et maintiendrez les droits et coustumes de l'église de Saint-Estienne et tous les priviléges de l'ordre de Cluny et que en iceulx vous ne intempterez aucunement en faisant le contraire ; item et avecques ce, vous promettez et jurez les libertez et franchises du bourg dudict Saint-Estienne, ainsi que elles sont et ont esté octroyées et données par feu bonne mémoire monseigneur le comte Guillaume, et expressement confirmées par les roys de France et par plusieurs saincts pères de Rome, semblablement les garder et observer, sous peine d'excommuniement et malédiction perpétuelle.* — Et le suzerain répondait : *Ainsi je le promets et jure comme mes prédécesseurs.*

— *Saint-Père.* — Cette église est située dans la rue de la Préfecture et à quelques pas de la porte de Paris. Quand les jésuites revinrent, en 1606, reprendre la direction du collége, ils projetèrent des agrandissements et entre autres la construction d'une chapelle. A cet effet, on augmenta leur dotation ; le duc de Nevers leur donna les maisons voisines ; une quête qui produisit 22,000 livres, fut faite parmi les habitants, et ils vendirent à leur profit une île qu'ils possédaient sur la Loire. Grâce à toutes ces ressources, ils édifièrent

l'église que l'on voit aujourd'hui et qui porte le caractère élégant du style jésuitique.

Les fresques des voûtes n'ont été achevées qu'en 1684;
elles sont des peintres Batiste et Ghérardin. Ce dernier
trouva la mort sur le théâtre même où il achevait son
œuvre : en voulant juger de l'effet des peintures, il re-
cula imprudemment de quelques pas, et, l'échafaudage
ayant manqué sous ses pieds, il se brisa le crâne dans
sa chute.

—*Saint-Sauveur.*—Fondé par Charlemagne, Saint-
Sauveur fut donné par l'évêque Hugues de Champalle-
ment aux bénédictins de Cluny, qui habitèrent son
prieuré jusqu'en 1709. C'était un édifice plein d'intérêt,
dont la nef et le chœur présentaient le style roman
fleuri de la fin du douzième siècle, et dans lequel on
admirait une crypte du dixième, un clocher ogival du
treizième, et les chapiteaux romans les plus bizarres et
les plus variés. Malheureusement toutes ces richesses
archéologiques sont perdues; dans la nuit du 14 au
15 février 1838, Saint-Sauveur s'écroula, ne laissant
plus que des ruines en face du pont qui avait vu sa
splendeur.

Nevers avait encore d'autres églises : Saint-Troës,
Saint-Pierre, Saint-Arigle et Saint-Laurent ; mais de
tous ces édifices religieux, il ne reste plus pour les
uns que le souvenir, et pour les autres que quelque
muraille, quelque bas-relief et quelque tombeau.

LES COUVENTS. — Les couvents et les monastères

n'étaient pas moins nombreux que les églises; les ordres religieux qui ont été établis à Nevers sont : les bénédictins, les minimes, les jacobins, les observantins, les capucins, les carmélites, les ursulines et les visitandines.

A ce dernier ordre se rattache un souvenir littéraire qu'il n'est pas permis de passer sous silence ; Gresset, né à Amiens, était entré de bonne heure chez les jésuites qui, ses études finies, l'attachèrent à l'enseignement. Il fut envoyé au collége de Nevers que dirigaient les révérends pères, et il était régent de rhétorique quand, poussé par le démon de la poésie qui lui avait déjà inspiré la *Chartreuse* et les *Ombres,* il écrivit *Vert-Vert* qu'il eut bien garde de tenir secret.

La supérieure des visitandines, mue par une curiosité qu'aiguillonnaient les éloges donnés au poëme, pria l'auteur de lui faire faire la connaissance du célèbre perroquet. Gresset y consentit non sans quelque difficulté et mit pour condition que la supérieure seule assisterait à la lecture.

Croyant à la sincérité de la convention, Gresset commence ; mais arrivé à ces deux vers :

> Enfin, avant de paraître au parloir,
> On doit, au moins, deux coups d'œil au miroir,

le lecteur est interrompu par un bruyant éclat de rire.

C'était la congrégation tout entière qui, cachée derrière une tenture, assistait, sans être vue, à la lecture du poëme.

Il est probable que Gresset ne se fâcha pas trop de

cette trahison et ne mit pas le manuscrit dans sa poche.

Mais les jésuites furent effrayés du bruit que faisait le poëme, car ils admonestèrent si fortement Gresset, que celui-ci vint à Paris où, libre de tout lien, il se maria et s'adonna au théâtre.

D'autres couvents ou plutôt d'autres débris de couvents méritent aussi, mais à d'autres titres, de fixer l'attention des visiteurs. Ainsi, dans la rue Saint-Genès sont les restes d'une abbaye de bénédictines, fondée en 624 par Théodulphe Bobolène, abbé de Saint-Maur-les-Fossés, dont l'église, bâtie dans les premières années du treizième siècle, sert aujourd'hui de cellier et de vinaigrerie. Parmi les richesses artistiques qu'on peut encore y découvrir, on remarque un portail dont le bandeau est chargé de figures sculptées. Une seule a été épargnée par le temps « elle est revêtue, dit M. Mérimée, d'une draperie si parfaitement rendue et jetée avec tant de grâce, qu'elle fait penser à celle de la frise du Parthénon. »

De même encore, en haut du parc, dans un champ de vignes, on trouve les ruines d'une église dont l'origine remonte au neuvième siècle, et qui rappelle un de ces terribles drames que l'on rencontre parfois dans les annales du moyen âge. Le comté de Nevers appartenait alors à la maison de Bourgogne. Le comte Rathier ou Racher, qui avait été tuteur de Charles le Simple, fut accusé par le chevalier Alicher ou Alichier, d'avoir séduit Alix, femme de Richard le Justicier, duc de Bourgogne. C'était un crime de félonie et, d'après le droit féodal, le coupable devait perdre son fief ; mais le comte de Nevers jeta le gant à son accusateur et réclama le jugement de Dieu. Les deux champions se rencontrèrent, armés de toutes pièces, et le premier choc fut si terrible, que les deux adversaires tombèrent morts, emportant le fatal secret qui leur avait mis les armes à la main.

A côté de ces couvents, dont le souvenir appartient à l'histoire, Nevers possède encore aujourd'hui quelques communautés religieuses dont il nous reste à parler.

— *Saint-Gildard.* — Non loin des ruines qui nous ont rappelé le drame sanglant du comte Rathier, s'élève une construction immense, affectant la forme d'un H, et regardant, du haut de son coteau, la Loire, le Berry et les vallées de la Nièvre. C'est le couvent de Saint-Gildard, maison mère et noviciat des sœurs de la Charité.

Cette communauté fut fondée vers 1680 à Saint-Saulge, petite localité du département de la Nièvre, par le père de Lavenne, bénédictin. En 1685, le vicaire général et supérieur du séminaire de l'Oratoire, Charles Bolacre, fit venir les religieuses à Nevers, où, depuis cette époque, s'est établie la maison-mère qui compte actuellement plus de trois cents couvents en France, aux colonies et dans plusieurs contrées.

L'emplacement occupé par la communauté n'était naguère qu'une vignonnerie ; l'édifice actuel a été commencé le 10 juin 1855 et terminé au bout d'un an. Le 15 juillet 1856, les bâtiments furent bénis par l'archevêque de Sens, et l'église consacrée le lendemain par le même archevêque et les évêques de Nevers et de Moulins.

Les religieuses de Saint-Gildard élèvent les enfants des indigents et soignent les malades dans les hôpitaux, les armées, les prisons et à domicile.

—*Les Carmélites.*—Elles occupent dans la rue Saint-Trohé, sur les bords de la Nièvre, le couvent dont les carmes étaient en possession avant la révolution ; rien de remarquable ne le signale à la curiosité.

— *Les Visitandines.* — Les visitandines du temps de Gresset avaient leur couvent rue Saint-Martin. Dispersées par la révolution, elles se rallièrent plus tard à La Charité, d'où elles sont revenues à Nevers ; elles ne sont point rentrées dans leur ancien couvent ; elles ont élu domicile sur la route de Paris, à droite du faubourg que l'on traverse en venant de Pougues. Le couvent est de construction récente et n'offre aucun intérêt à l'archéologue.

ÉDIFICES PRIVÉS. — *Maison d'Adam Billaud.* — On ne peut quitter Nevers sans rendre hommage à celui de ses poëtes qui l'ont le plus illustré. La maison qu'habita et où mourut Adam Billaud existe encore telle qu'elle était au temps du poëte. Elle est située au bas de la place Ducale, vers le milieu de la rue qui porte le nom de l'illustre menuisier ; elle est petite et basse, enveloppée du feuillage d'un cep de vigne et protégée, à la mode italienne qu'avaient apportée les Gonzagues de Mantoue, par une madone dans sa niche.

Adam Billaud était menuisier par état, et poëte par vocation. Sa chanson : *Aussitôt que la lumière* a fait le tour du monde, qu'elle recommence avec chaque génération de buveurs. Ayant célébré les charmes des belles duchesses de Gonzagues, ses poésies prirent faveur et le cardinal de Richelieu l'admit auprès de lui, après lui avoir donné un *vestement neuf,* une pension de cent écus et de quoi acheter une maison. L'exemple du grand ministre fut suivi, et Adam Billaud reçut la promesse d'une égale pension de la part du prince de Condé, de Gaston d'Orléans, du duc de Guise et du vicomte d'Arpajon. Mais hélas! toutes ces promesses ne se réalisèrent pas et le pauvre poëte se consuma en plaintes et en réclamations dont les *Chevilles* et le *Vilebrequin* accueillirent les échos.

La famille des Gonzagues fut moins parcimonieuse que ses autres protecteurs; après l'avoir nommé huissier de la chambre des comptes, on lui concéda le privilége des eaux de Pougues, ainsi que nous l'avons dit dans la première partie de cet ouvrage.

Mais désirant suivre ses bienfaiteurs en Italie, Adam Billaud abandonna les eaux de Pougues au curé du bourg, et partit riche d'espérances qui ne se réalisèrent jamais.

Il revint à Nevers, se remit à l'établi, et le *Virgile au rabot,* comme on l'appelait à son époque, s'éteignit, pauvre et oublié, dans la modeste maison que nous signalons à nos lecteurs.

CHAPITRE II

De Pougues à Urzy.

Après avoir gravi le côté nord et descendu le côté sud de la montagne qui protége Pougues contre les ardeurs du midi, on se trouve dans une vallée que nous avons déjà traversée en allant à Nevers, et qui, se dirigeant de l'est à l'ouest pour aller aboutir à la Loire, est limitée au nord par la montagne de Pougues, et au midi par le plâteau de Vernuche dont nous avons parlé dans notre précédente excursion.

14.

C'est la vallée de Varennes.

Sur le côté gauche de la route impériale qui conduit à Nevers, au pied de la montagne de Vernuche, est le chemin qui conduit à Varennes.

Ce village, consacré aujourd'hui à des asiles de charité, constituait, dès l'année 888, un domaine de l'église de Nevers. Détachée un instant du chapitre, en faveur de la famille de l'évêque Roclène, la terre de Varennes fut soumise à toutes sortes de vexations, que fit enfin cesser l'évêque Hugues III sur les supplications qui lui furent adressées. D'une église construite dans le douzième siècle, il ne reste aucune trace ; mais les archives de la Nièvre conservent le souvenir d'une tradition curieuse.

A l'époque de l'invention de la poudre à canon ,un tir à l'arquebuse fut établi à Nevers, non loin de l'emplacement qu'occupe aujourd'hui la porte de Paris, laquelle, ainsi que nous l'avons dit dans la description de Nevers, prit, à cette occasion, le nom de porte des *Artilliers*. La garde et la conservation de cette porte étaient à la charge des habitants de Varennes qui, en 1434, l'avaient entièrement reconstruite de leurs deniers. Tous les ans, la veille de la Saint-Denis, le syndic de Varennes se présentait devant le châtelain de Nevers, et tous deux visitaient la porte et constataient les réparations à faire. Si le syndic ne paraissait pas au jour fixé, il était tenu de payer une amende de soixante sols envers le comte.

Aujourd'hui Varennes est relevé de cette servitude,

mais il s'est imposé la pieuse obligation d'ouvrir un asile aux orphelines et aux filles repenties. Les couvents qu'occupent ces deux institutions charitables sont très-vastes et admirablement ordonnés. Un hospice, dû à la munificence d'une dame, s'ajoute à ces monuments de la charité et contribue à faire de Varennes une école de bienfaisance et de bonnes œuvres.

Non loin de là, sur les flancs de la montagne qui domine Varennes, se dresse un autre bâtiment aux multiples fenêtres dont la destination est facilement comprise. C'est le séminaire de Pinelin, placé sous l'autorité immédiate de l'évêque de Nevers.

Mais nous n'avons point à gravir la côte; un chemin ombreux et tracé à travers de riches pâturages nous conduit au but de notre excursion.

Dès la plus haute antiquité, Urzy a appartenu aux évêques de Nevers, et son château figurait dans leur armoirie. Bien que les premiers évêques de Nevers n'aient jamais rempli une mission politique dans leur diocèse, ils n'en devinrent pas moins de puissants seigneurs temporels, et nous les trouvons avec le titre de comtes d'Urzy, de Parzy et de Prémery, dont les trois châteaux se dessinaient sur leur écusson à fond de gueules.

Toute cette vallée de la Nièvre, si fertile et si riante, et qui s'étend depuis Prémery jusqu'à Nevers, était le séjour d'été des évêques. Ils y possédaient plusieurs habitations de campagne parmi lesquelles le château d'Urzy avait surtout leur préférence.

Aujourd'hui Urzy n'a plus rien de son ancienne

splendeur ; il ne lui reste que les prairies verdoyantes qui l'entourent, et qui font de ce petit coin de terre une véritable oasis.

Mais dans un rayon assez restreint et que nos visiteurs peuvent parcourir, se dressent des souvenirs historiques dont on peut encore admirer les monuments.

Entre deux collines et dans l'ancienne paroisse de Chaluzy, on rencontre des ruines féodales qu'entoure un fossé presque comblé, mais où coule encore un mince filet d'eau.

C'est Remeron, qui relevait de l'évêque, comme tous les châteaux de la vallée de la Nièvre.

Les chroniques, qui font encore mention du château de Remeron en 1396, prétendent qu'au retour de la terre sainte, le seigneur, ayant trouvé son épouse infidèle, l'ensevelit sous les ruines du château et partit pour ne plus revenir.

Ce qu'on voit aujourd'hui est le résultat de la fureur jalouse de ce mari outragé.

Derrière la côte, sur les bords mêmes de la Nièvre, est le pont Saint-Ours auquel se rattache une pieuse légende de saint Aré, et que Michel Cotignon rapporte ainsi qu'il suit : « Comme il retournait à Nevers de la province d'Aquitaine et eut envoyé un de siens devant, pour donner avis de son arrivée, iceluy, nommé Ours, ayant trouvé la rivière de Nièvre débordée et les ponts rompus au lieu où il désirait passer, à une lieue de Nevers, il préféra le commandement dudit saint Aré au péril de sa vie, car, s'étant hasardé de passer à cheval, il fut submergé dans l'eau ; dont ayant advis, ledict Saint-Aré alla au lieu où ledict Ours s'était noyé, fit prière à Dieu que le corps d'iceluy Ours vint au bord de la rivière ; ce qu'estant faict, il supplia la divine majesté qu'il luy plust luy rendre la vie, ce qu'il obtint à l'instant. Depuis ledict Ours vécut saintement longues années, et où ce miracle fut faict le pont estant rebasti, a esté nommé de ce nom le pont Sainct-Ours, qui jusqu'à présent en retient le nom. »

A pont Saint-Ours est la ferblanterie fondée en 1665 par Colbert, qui importa en France cette branche d'industrie.

Près de Pont-Saint-Ours est Forgeneuve, où la chronique raconte qu'un meunier, dont le moulin ne pouvait moudre pendant le travail des forges, se déguisait en diable rouge, armé de serpents, et venait ordonner aux forgerons de suspendre leurs travaux pendant une nuit sur trois. Ce stratagème eut d'abord un plein succès ; mais le faux diable ayant un jour rencontré un ouvrier moins crédule que ses camarades, eut la tête brisée d'un coup de marteau, et par ainsi laissa pénétrer le secret de sa comédie.

En face d'Urzy, se dresse, sur la hauteur, le château des Bordes, réel et solide manoir, avec ses tours et ses terrasses du quatorzième siècle, bâti par les Imbert de la Plâtrière, et qui a successivement appartenu aux Sully, aux d'Arquien et aux Béthune.

« Son plan, qui est un carré long, dit l'*Album nivernais*, fortifié à chaque angle d'une tour solide, rappelle le quatorzième siècle ; le château ne fut jamais achevé ; l'aile de l'est était remplacée par une belle grille en fer. L'aile du nord, qui s'ouvrait sur le jardin, a été renversée dans *la première moitié de ce siècle*, et avec elle a disparu *la salle des gardes*, où s'élevait une large cheminée sculptée et ornée du portrait en pied de la *Pucelle d'Orléans*. C'est de là que les vassaux veillaient sur le repos de leur noble maître, dont la chambre à coucher, placée au delà, était divisée en deux par une balustrade en bois et merveilleusement travaillée. Une estrade supportait le lit, qu'ombrageaient des rideaux d'or et de soie. Cette magnificence est encore rappelée aujourd'hui par l'aile du sud, dont la physionomie est toute féodale. Là s'ouvre la porte qui conduit dans la cour intérieure. Autrefois défendue par un pont-levis qui n'existe plus, elle se présente surmontée d'une tour carrée du quinzième siècle ; aux deux extrémités de la façade s'élancent, coquettes et fières, deux tours rondes dont les créneaux, l'encorbellement et les toits coniques ont tous les caractères de la même époque. Le bâtiment de l'ouest, où se voit un escalier, lourde imitation de l'architecture italienne au siècle de François Ier, a été défigurée par de maladroites restaurations. Dans la nuit du 15 au 16 août 1806, un ouragan a renversé la chapelle, qui s'élevait sur la terrasse occidentale ; l'autel et les pilastres qui le décoraient ornent aujourd'hui l'église de Guérigny.

» Le château des Bordes relevait de l'évêché et conféra successivement à son possesseur les titres de baron et de comte. Dès le quinzième siècle il appartenait à cette illustre famille nivernaise, qui a donné à l'Église de Nevers l'évêque Imbert de la Plâtrière, et à la France un guerrier célèbre, le maréchal de Bourdillon, dont le portrait enrichit les galeries de Versailles. En 1660, ce fief passa, on ne sait comment, à la maison de la Grange d'Arquien, et, soixante ans plus tard, à celle de Béthune, par le mariage du marquis de Béthune avec la sœur de la reine de Pologne, Marie de la Grange d'Arquien. La seigneurie des Bordes ne fut pas le seul avantage que le marquis de Béthune dut à cette alliance : il devint ambassadeur de France en Pologne, et ajouta à ses armes celles de cette puissance du Nord. C'est sans doute la présence de l'aigle blanc sur les pilastres de la grille et dans l'intérieur du château, qui a fait croire que les Bordes avaient été habités par un roi de Pologne. »

Mais si Stanislas Leczinski, beau-père de Louis XV, n'a point habité les Bordes, ce château garde encore le souvenir de la nuit qu'y passa Jeanne d'Arc en compagnie de Dunois. La Pucelle, dont un portrait ornait a salle des gardes, y vint demander l'hospitalité après avoir échoué devant la Charité et afin d'éviter Nevers, qui tenait pour le duc de Bourgogne, et par conséquent pour les Anglais.

CHAPITRE III

De Pougues à Guérigny.

Vers le milieu de Pougues, sur la gauche de la route qui conduit à Nevers, entre deux maisons qui l'enserrent comme une rue étroite, est la route de Guérigny. Le bourg ne se développe pas de ce côté ; à l'exception de quelques habitations qui appartiennent encore à la commune de Pougues, on se trouve tout aussitôt en rase campagne, en face de la riche végétation qui caractérise cette partie du département de la Nièvre.

A quatre kilomètres environ du point de départ, après une côte dont la raideur est renommée dans le pays, est le village de Parigny-les-Vaux. Ce bourg, ainsi que celui de Satinges, que l'on aperçoit dans un charmant vallon, fut donné, dans le neuvième siècle, au chapitre de la cathédrale de Nevers, par l'évêque Hériman à qui il appartenait, à l'exception de cinq manses, garnies de meubles et d'esclaves, et dont il gratifia l'abbaye de Saint-Martin de la même ville. Le chapitre, dit l'*Album de la Nièvre,* était donc seigneur temporel du lieu, et à ce titre il possédait le *four Banier*, qui, avec un pré de deux charretées de foin, s'affermait, en 1473, trente sols tournois et un bidet d'avoine. Par les soins des chanoines, le roi Philippe V établit, en 1318, une foire annuelle à Parigny, malgré l'opposition des prieurs de la Charité et du prieur d'Aubigny. Ce bienfait ne pouvait pas satisfaire les habitants, qui étaient serfs pour la plupart ; peu après ils s'agitèrent et refusèrent de payer les tailles. Le roi Jean dut intervenir et envoyer un commissaire pour maintenir le chapitre en ses droits de saisine. Ce fut en vain : l'un des rebelles, Jules Daviot sonna la cloche, on s'ameuta contre l'officier du roi, et on le chassa au milieu des huées; il fallut recourir au bailliage de Saint-Pierre-le-Moutier; le calme ne se rétablit que momentanément : en 1387, les serfs de Parigny, unis à ceux de Champvoux, de Beaumont et d'autres paroisses, remuent et demandent au chapitre la diminution de leurs tailles et la répression des exactions de ses receveurs ; enfin, vers 1437, on les voit engagés dans un long et difficile procès pour obtenir leur liberté.

Presque en sortant de Parigny, la route serpente sous le feuillage d'une forêt de chênes, et est parfumée, pendant un long temps, par les fraîches et suaves émanations des bois.

Bientôt s'offre aux regards une immense pièce d'eau affectant la forme d'un lac dont elle porte d'ailleurs le nom dans le pays.

Sur ses bords, s'élève une construction qui date du temps de Louis XV, et à côté un bâtiment tout noirci par le minerai de fer et la fumée.

Ce sont le château de Bizy et le haut-fourneau qui n'en est qu'une dépendance.

La terre de Bizy fut acquise, à la fin du quinzième siècle, par Pierre Berthier qui en prit le nom. Comme *la maison-fort qui soulait* y être, *avait esté destruicte et démolie* pendant la guerre qui amena les Anglais en France, il demanda à Jean, comte de Nevers, *congié auctentique, permission et licence* de la relever. Le suzerain, *de ce instamment supplié et requis par sa très-chère et très-aimée compaigne et espouse,* accueillit favorablement la demande du vassal. Bientôt, en effet, en 1492, un château avec tour et pont-levis put abriter *Pierre et ses hoirs,* et protéger efficacement les forges et les bois du voisinage.

Ce vieux manoir n'existe plus et a été remplacé, sous Louis XV, par le château que l'on voit aujourd'hui et dont l'architecture n'a aucune particularité remarquable.

A côté du haut-fourneau qui envoie dans les airs une épaisse fumée, se trouvent des amas de minerai de fer qui, extrait des bois environnants, attend l'opération qui doit séparer le métal de la terre à laquelle il est mêlé.

En quittant Bizy, la route est coupée par un cours d'eau que l'on traverse sur un pont moitié bois et moitié pierre. — C'est un bras de la Nièvre. — Tout aussitôt apparaît Guérigny avec son vieux château et ses forges immenses et nombreuses.

En 888, la terre de Guérigny appartenait à la cathédrale de Nevers, et dès le onzième siècle elle avait une paroisse. Sa position sur un cours d'eau, au milieu de forêts qui fournissent un facile et abondant combustible, et sur des terrains contenant du fer en abondance, a valu à Guérigny l'existence de forges dont l'origine se perd dans la nuit des temps, et qui, depuis la dernière moitié du dix-huitième siècle, ont acquis la réputation européenne dont elles jouissent encore aujourd'hui.

Babaut de la Chaussade, devenu le gendre du propriétaire des forges de Guérigny, se fixa dans le pays, s'adonna tout entier à l'industrie métallurgique et doubla en peu de temps l'importance des usines dont il avait pris la direction. Mais celles-ci ne suffirent bientôt plus, malgré le développement qu'elles avaient pris, à l'insatiable activité de M. de la Chaussade, et il fallut que les usines de Frasnay, de Saint-Aubin, de Lavache et de Cosnes vinssent s'ajouter à l'établissement principal de Guérigny et lui servir pour ainsi dire de succursales.

Pendant la guerre de l'indépendance américaine que la France soutint non-seulement de ses vœux, mais encore de ses armes, Babaut de la Chaussade fut chargé de fournir à la flotte tous les objets en fer dont elle pouvait avoir besoin ; il accomplit des prodiges d'activité et fit face à toutes les exigences. Louis XVI voulut qu'un établissement qui rendait de pareils services appartînt à l'État, et, en 1781, il acheta de M. de la Chaussade les forges de Guérigny qui, depuis cette époque, sont restées la propriété du gouvernement.

Le souvenir de l'homme éminent qui fonda à Guérigny l'établissement métallurgique le plus important de notre pays, n'est pas perdu, car, dans la langue administrative, les forges dont nous nous occupons sont dites *forges de la Chaussade*.

Le château construit et habité par ce dernier existe encore. Le plan primitif n'a jamais reçu son entière exécution, mais tel qu'il est, avec sa grille massive, avec son immense avenue qui rappelle les avenues royales de Versailles, et son vaste jardin qui renferme les arbres les plus variés, le château laisse deviner le grand esprit qui présidait aux destinées de Guérigny.

Mais ici la curiosité de l'étranger est sollicitée par autre chose que par une habitation plus ou moins sompueuse, et l'on doit toute son attention aux richesses métallurgiques que l'on rencontre dans ce pays.

Les forges impériales de la Chaussade possèdent deux hauts-fourneaux, seize forges, deux fonderies, une fabrique de câbles de fer, une fonderie à réverbère, deux clouteries, une forerie, deux taillanderies et deux tuileries. Les principaux objets de fabrication sont : les ancres, les grappins, les lattes de bord, les câbles de fer, les chaînes, les liens de mâts, les feuillards, le fer en verge et en barre, les geuses et les mouleries de toutes sortes. Une presse hydraulique de 400,000 kilogrammes environ sert à l'épreuve des câbles.

L'aspect intérieur des forges, surtout pendant la nuit, a quelque chose d'infernal ; on se croirait dans le royaume de Pluton. Des masses de fer incandescentes et d'un volume énorme sont incessamment promenées sur des brouettes, de la forge au marteau, ou de la forge au laminoir.

Le marteau et le laminoir sont, dans les premiers ateliers, les principaux sujets d'étonnement.

Le marteau est un immense bloc de fer qui se meut dans la coulisse de deux montants, à la manière du couteau de la guillotine. Le moteur du mouvement est la vapeur, et tout le mécanisme repose sur le jeu d'une soupape. On arrive de cette façon à une précision si admirable, qu'avec cette épouvantable masse de fer on peut, dit-on, boucher une bouteille sans la réduire en poussière.

Le travail du laminoir étonne tout à la fois par la transformation que le métal subit promptement dans sa forme, et par la facilité avec laquelle quelques hommes, armés de grappins et secondés par un levier mobile, soulèvent et manœuvrent des masses de fer dont le volume effraye l'imagination.

Plus loin, dans d'autres ateliers, le visiteur s'arrêtera émerveillé devant les procédés mis en usage pour la fabrication des câbles et des chaînes ; puis, s'il est curieux d'un travail patient, délicat et fin, il ira dans les ateliers où se fabrique cette foule d'objets ténus et d'une grande précision qui entrent dans la construction d'un navire.

La permission de pénétrer dans tous les détails de ces immenses usines s'obtient avec facilité ; nos buveurs y reçoivent surtout un accueil empressé dont l'administration de l'établissement hydrologique de Pougues se montre reconnaissante, et à laquelle je suis heureux de servir ici d'interprète auprès du directeur et de tous les employés des forges de Guérigny.

Bien que les soins du traitement hydro-minéral ne permettent que quelques heures aux excursions des malades, et que ce temps soit amplement absorbé par la visite des usines de la Chaussade, nous croyons cependant devoir signaler aux touristes le manoir de Poisson, le château de Villemenant et la grotte des Fées, qui se trouvent, les uns et les autres, à une faible distance de Guérigny.

Le vieux manoir de Poisson était anciennement une

riche seigneurie ; il est aujourd'hui transformé en usine.

Le château de Villemenant est contemporain de Jacques Cœur. Fief de l'évêché, il appartenait à la famille des barons de Lange. On y voit encore, sur des cartouches, des inscriptions et des symboles qui s'inspirent de leur nom. Au-dessus d'une madone, on lit : *Protectrix Angeli*, et deux couronnes, l'une d'épines, l'autre de palmes, entourent un cartouche où il est dit que les sires de Lange, par la couronne d'épines, arriveront à la couronne de gloire. La façade intérieure du château est surtout remarquable par l'élégante tourelle de l'escalier, sur laquelle la renaissance a empreint toute l'originalité de son imagination féconde et capricieuse.

Tout près de Poisson, au pied d'un bloc de calcaire agriffé, tout tapissé de chevrefeuilles, de lierres et de coudriers, jaillit la *fontaine des Fées*, dont les eaux se perdent avec bruit dans des cavités souterraines auprès de la source, et reparaissent plus loin, pures et limpides, dans les prés du moulin de Poisson. Dans leur trajet souterrain, dit la légende, « elles arrosent des champs que n'éclaire pas la lumière du soleil, et baignent les murs d'un palais d'où l'on entend sortir des sons plaintifs. Ce sont les gémissements des malheureux qui y sont à jamais enfermés, à jamais séparés de leurs familles, de leur patrie. Une funeste curiosité les a conduits dans la grotte, et leurs regards indiscrets ont surpris les fées endormies au bord de la fontaine ; car c'est ici leur halte favorite dans les voyages fréquents qu'elles font de Paris à Lyon par une voie souterraine qui passe dans la grotte. » Il y a quelques années encore, ajoute l'*Album nivernais,* quand un outil de labourage se brisait, les paysans allaient implorer le secours des bonnes fées, et déposaient douze sols devant le rocher.

CHAPITRE IV

De Pougues à Saint-Aubin.

Parigny-les-Vaux. — Bizy. — Frasnay-les-Chanoines. — Forge-Bas.
— Saint-Aubin. — Vallée de la Douée.

Nous sortons maintenant de l'arrondissement de
Nevers pour entrer dans l'arrondissement de Cosne.

Mais il nous faut reprendre une route que nous connaissons déjà, celle de Guérigny.

Au sortir de Bizy, après avoir traversé le pont de la
Nièvre dont nous avons parlé dans notre précédente
excursion, on trouve la route impériale de Nevers que
l'on prend à gauche, tournant le dos à Guérigny.

On gravit ainsi le coteau qui domine Bizy et l'on ne

tarde pas à apercevoir une énorme et large tour contre laquelle s'appuient deux ailes marquées au coin de la Renaissance ; ce sont les restes du château féodal de Frasnay-les-Chanoines, fort donjon du treizième siècle. Cette terre relevait du comte de Nevers et formait la troisième baronnie du Nivernais. Comme son nom l'indique, un chapitre de chanoines y avait été fondé on ne sait à quelle époque, mais des documents authentiques en constatent l'existence dès le onzième siècle. Leurs statuts leur donnaient le droit d'élire le doyen, mais ils devaient toujours le prendre parmi les chanoines de Nevers ; en cas de dissidence, l'évêque intervenait et faisait lui-même la nomination, ainsi qu'il arriva en 1482.

L'église primitive de Frasnay, dont il ne reste aucune trace, fut détruite pendant la guerre de cent ans, au quinzième siècle ; reconstruite alors en partie, elle ne fut achevée que dans le siècle suivant et consacrée, le 26 juillet 1514, par l'évêque Imbert de la Plâtrière. Pour s'aider dans cette reconstruction, les chanoines promenèrent leurs reliques dans tous le Nivernais, contrairement aux canons du concile de Mariac, mais par la permission de l'archevêque de Lyon.

La collégiale de Frasnay a fourni un saint au martyrologe : c'est le diacre saint Maurice.

De cette splendeur passée il ne reste que des vestiges : l'église a subie des destinées diverses pendant les guerres de religion qui furent, pour ces contrées, des occasions incessantes de dévastations et de calamités ; la tour massive qui subsiste encore rappelle seule la puissance féodale dont le clergé était alors investi.

A quelques pas de Frasnay est une usine qui n'a rien de remarquable, et que l'on nomme Forge-Bas, dépendant de l'établissement de Guérigny.

Saint-Aubin, le but de notre excursion, est un peu plus loin, vers le nord. Sa paroisse a été fondée en 1208 par les chanoines de Frasnay. Sa position au milieu des bois et sur un terrain très-riche en minerais de fer fit établir une usine que Babaut de la Chaussade acheta et qu'il réunit, comme nous l'avons dit plus haut, à l'établissement de Guérigny.

Les forges de Saint-Aubin sont comme toutes les forges de cette contrée; elles méritent d'être visitées. De plus, les bois au milieu desquels elles se trouvent et la variété des paysages qu'il faut traverser en venant de Pougues, font de cette excursion un sujet de promenade tout à la fois plein d'intérêt et d'agrément.

A un kilomètre tout au plus de Saint-Aubin se trouve la vallée de la Douée, gorge sauvage qu'entourent des collines escarpées et couvertes de forêts magnifiques. Six lacs superposés occupent le centre de la vallée, et sont alimentés par une belle fontaine qui prend sa source dans une grotte profonde, dont l'entrée est dissimulée par des arbres séculaires. Tantôt charmant ruisseau, cette fontaine coule à travers de luxuriantes prairies, et tantôt, se précipitant en cascades, elle donne la vie et le mouvement à des moulins et à des usines métallurgiques, où l'on fabrique un acier depuis longtemps renommé pour les usages de l'agriculture.

Sur les bords d'un des lacs dont nous avons parlé, s'élève une délicieuse villa où l'hospitalité la plus cordiale ne fait jamais défaut. Elle appartient à un homme aimable, M. Grasset, dont la modestie rehausse le mérite, et que les savants connaissent pour son magnifique cabinet d'histoire naturelle et pour ses collections de médailles et d'autographes.

CHAPITRE V

De Pougues à Prémery.

Poiseux. — Sichamp. — Prémery : ses fortifications ; sa collégiale
et Saint-Appleine ; le château seigneurial.

L'excursion à Prémery est incontestablement la plus
longue de toutes celles que nous indiquons dans ce
livre ; il est même impossible de l'effectuer pendant les
quelques heures de liberté que donne le traitement hydro-minéral de Pougues.

Nous la mentionnons cependant ici, parce que, durant son séjour aux eaux, le malade est quelquefois
forcé de suspendre la médication par un motif quelconque, et qu'il peut occuper les loisirs qui lui sont

ainsi faits, en allant visiter Prémery. D'ailleurs le malade est presque toujours accompagné d'un parent ou d'un ami que ne retient pas la longueur d'une excursion, et qui probablement nous sauront gré de leur indiquer celle de Prémery.

Il faut encore revenir à Guérigny et prendre la route impériale qui traverse ce bourg et qui conduit directement au but de notre promenade.

Mais, avant de l'atteindre, et appartenant encore à l'arrondissement de Nevers, nous rencontrons Poiseux avec ses forges et ses deux châteaux. Ce bourg, avec ses dépendances, formait anciennement la troisième baronnie de l'évêché de Nevers ; celui qui en était seigneur devait prêter ses épaules au portement de l'évêque, le jour où le prélat faisait son entrée solennelle dans sa ville épiscopale.

Le vieux château, situé au milieu d'une prairie qu'arrose la Nièvre, était défendu par deux enceintes ; au centre, s'élevait un donjon carré du quatorzième siècle ; les deux tours carrées qu'on y voit encore sont du quinzième.

Le château neuf, au contraire, bâti sur un coteau, occupe une position admirable.

Plus loin, en suivant toujours la route impériale et en côtoyant la Nièvre, on trouve Sichamp, riche seigneurie du moyen âge, possédée au seizième siècle par les d'Ourouer, et en 1620 par Jean Bourgoing, avocat général au bailliage de Nevers.

Nous voici à Prémery, dans les environs duquel un bras de la Nièvre prend naissance.

C'est une vieille et petite ville qui a gardé du moyen âge un sombre château à toits pointus, et qui possède encore une église du treizième siècle d'un ensemble majestueux.

Dès les temps les plus reculés, Prémery avait toujours appartenu aux évêques de Nevers; bien avant Urzy, il était leur résidence d'été.

A la constitution de la féodalité, les évêques de Nevers sont comtes ou toparques de Prémery, et y possèdent un château garni de tours, de machicoulis et de fossés, qu'ils font figurer dans leur blason à côté de ceux d'Urzy et de Parzy. Mais ce ne fut qu'en 1173 qu'ils obtinrent du comte Guy la permission d'environner la ville de fortifications, qui ne devaient jamais servir, d'après le contrat intervenu, contre le suzerain et ses successeurs.

Ces fortifications, malgré quelques attaques qu'eut à subir Prémery pendant la guerre des Anglais, subsistèrent jusqu'en 1494. A cette époque, Pierre de Fontenay fit réparer les fossés et la plus grande partie des murailles ; les habitants lui souscrivirent une reconnaissance de six mille livres pour les dépenses qu'il avait faites, et s'obligèrent à construire à leurs frais deux portes, à parachever et à entretenir les ouvrages commencés. Il fut stipulé que l'évêque ou son représentant aurait la clef de la porte principale, tandis que la seconde resterait aux mains des habitants qui s'engagèrent à faire le guet, à monter la garde, enfin à ne nommer leurs échevins et leurs officiers que sur l'exprès commandement de l'évêque. Cette enceinte guerrière existe encore en presque totalité, et l'on en peut suivre le développement.

Comme ville religieuse, Prémery était une des six collégiales du Nivernais. Son chapitre fut fondé par neuf prêtres qui le dotèrent de leurs biens, et qui obtinrent de l'évêque Jean Ier que chacun d'eux pourrait disposer, pour une fois seulement, de leur prébende en faveur des clercs qu'ils éliraient.

A cette collégiale se rattache une petite histoire qui montre que les sentiments religieux des rois de France n'étaient pas toujours à la hauteur de leur parcimonie.

Dans le quinzième siècle, un des chanoines de Prémery, nommé Antoine Appleine, étant mort en odeur de sainteté, le roi Louis XI, de superstitieuse et de terrible mémoire, fit pieusement demander sa dernière soutane à l'évêque de Nevers, qui se hâta de contenter ce désir.

Les habitants, il le faut croire, apprécièrent comme il convenait cette insigne faveur royale, mais ils pensèrent aussi à en tirer quelque profit. En conséquence, ils firent humblement prier le roi qu'en échange des biens spirituels dont ils consentaient à se priver pour lui, en éloignant d'eux la précieuse soutane, il voulût bien alléger leurs maux temporels et les dispenser de tailles pendant douze années. Le roi trouva le marché onéreux et n'estima pas à ce haut prix les vertus thérapeutiques du vêtement de saint Appleine. Il adressa donc aux habitants de Prémery une lettre dans ce sens, et qui jusqu'à la révolution a été conservée dans les archives de la paroisse. En même temps, il renvoya la soutane du bienheureux que, dans son dépit ironique, il appela le bonhomme Nicolas.

La cathédrale, dédiée à saint Marcel, date, comme nous l'avons déjà dit, du treizième siècle. Avant 1789 elle possédait encore des choses riches et précieuses. Aujourd'hui, on n'y remarque guère plus qu'un fragment des stalles des chanoines qui sert de banc d'œuvre, et où l'on voit resplendir une admirable peinture de la fin du quinzième siècle, où des premières années du seizième.

Le château seigneurial, bâti vers 1316, présente intacte la porte d'entrée où se voit toute la physionomie rude et sévère de ce siècle guerrier.

CHAPITRE VI

De Pougues à Champvoux.

Mimont. — Les Cocques. — Un ossuaire gaulois. — Chaulgnes. — Charly. — Champvoux.

L'excursion dont Champvoux est le but, est une des promenades les plus ravissantes que l'on puisse fai e dans les environs de Pougues; les souvenirs historiques tiennent ici moins de place que la beauté et la variété des sites que l'on traverse, et, chose importante à noter, la distance à franchir est en rapport exact avec le nombre d'heures dont les malades peuvent disposer, sans nuire à leur traitement.

De plus, le chemin à parcourir peut, au gré du touriste, être différent pour l'aller et le retour, sans que la durée de l'excursion soit sensiblement augmentée ; nous aurons soin d'indiquer en sa place la double direction que le voyageur aura la liberté de suivre.

Après trois kilomètres à peu près parcourus sur la route de la Charité, à l'angle d'une ferme appartenant au domaine de M. le général de Lamalle, est un chemin communal et parfaitement accessible aux voitures.

C'est le chemin de notre excursion.

La plaine qui en marque le début ne se prolonge pas longtemps, et l'on se trouve bientôt au pied d'un monticule tournant, au sommet duquel on aperçoit, à droite et à gauche, deux autres monticules : le premier est la montagne de Mimont, renommée dans le pays pour son site pittoresque et pour le spectacle admirable que l'on découvre du haut de son plateau ; l'autre est la montagne des Cocques, couronnée par un château moderne dont les blanches murailles reluisent au soleil. De ce point, la vue est tout aussi belle que de Mimont : la riche vallée de Pougues s'étale dans toute sa splendeur, limitée par les graves sinuosités de la Loire ; la montagne de Sancerre apparaît au nord, et dans un lointain brumeux les verts coteaux qui bordent le bassin de l'Aubois.

Au pied de la montagne des Cocques, un peu sur la gauche, existe un renflement de terrain qui, pendant longtemps, a été l'objet de terreurs superstitieuses ; nous nous garderions bien d'affirmer que, même aujourd'hui encore, toute superstition a été dissipée et qu'il fût impossible de rencontrer un paysan qui vous

assurât que, la nuit, de cet amas de terre des lueurs
blafardes surgissent, des plaintes se font entendre, en-
trecoupées par des cris de rage et par le bruit d'ar-
mures s'entre-choquant entre elles. — La tradition a
cette fois quelque apparence de fondement, car ce renflement de terrain est un de ces ossuaires gaulois connus sous le nom de *murger*.

A côté de celui que l'on voit aujourd'hui, il en existait anciennement un second qui fut fouillé dans le
mois de septembre 1839. Ces fouilles mirent à décou-
vert des ossements humains. Les cadavres formaient
un carré, les jambes des uns portant sur les têtes des
autres. Au milieu de ces ossements, on trouva des anneaux de diverses grandeurs, tous en cuivre, à l'exception d'un seul, qui parut être en bois exotique.
Parmi ces anneaux les uns, plus petits et composés
seulement d'une feuille de métal, ornaient les bras; les
autres, massifs et amples, pouvaient servir à retenir
la robe autour du corps. D'après M. Sainte-Marie, à qui
l'on doit une description de ces murgers, ces tombelles
seraient antérieures à Jules César; mais elles n'auraient
point été élevées à la suite d'un combat, car on n'y a
trouvé nulle arme de pierre ou de métal.

Mais, poursuivons.

Voici Chaulgnes dont le nom semble avoir une origine latine, et venir de la douceur habituelle de sa
température. Au détour d'une descente assez rapide,
on aperçoit à sa gauche, juchée sur un point élevé,
l'église paroissiale, dont le clocher pointu et couvert
de briques noires, vous donne malgré vous, l'idée de

la maison d'un charbonnier. Cette église est pourtant un monument historique. Elle date des premières années du douzième siècle; mais ravagée par les huguenots, elle n'a conservé de l'époque de sa fondation que le chœur, et n'a de curieux aujourd'hui, qu'un joli tableau de l'école italienne, représentant l'Adoration des Mages, et une chaire ornée d'élégantes sculptures, qui vient d'une église de la Charité.

Autour de Chaulgnes, sont quelques localités peu importantes aujourd'hui, mais qui étaient des fiefs puissants au moyen âge. Ce sont Richeron, les Cocques, Heugnes, Châlons, les Chazeaux et Charly. Charly, avait été donné, en 1080, aux religieux de la Charité, par Hugues de Lurcy, avant de partir pour la première croisade ; le prieur de la Charité prit dès lors le titre de doyen de Charly.

Continuons à descendre avec précaution la rude côte de Chaulgnes, et quand nous serons arrivé au lavoir commun qu'alimente une eau délicieusement fraîche, tournons à gauche le plateau que couronne une construction récente, consacrée à la mairie et aux écoles communales, et nous ne tarderons pas à nous engager dans une forêt au milieu de laquelle la route serpente et rencontre çà et là, comme de vertes oasis, des pâturages animés tout à la fois par des vaches au lourd marcher et par des ruisseaux au doux murmure.

On arrive ainsi jusqu'à Champvoux, à travers ces suaves émanations des bois.

Seulement, pour atteindre le village perdu au milieu de la forêt, il faut prendre à gauche de la route
un chemin carrossable, il est vrai, mais dont l'incli-
naison réclame certains ménagéments pour être par-
courue sans danger.

Le nom de Champvoux, *campi votum*, le vœu du
champ, rappelle un acte de piété inexpliqué jusqu'à
présent, mais qui, selon toute probabilité, marque
l'origine du prieuré de ce lieu.

Hors l'église, Champvoux ne possède aucun monument du passé. L'édifice religieux date de la fin du
onzième siècle. Ruiné pendant les guerres de religion, il est resté encombré de débris jusqu'à ces
dernières années; le rétablissement du culte après la
révolution, ne rouvrit pas l'église de Champvoux, et,
comme nous venons de le dire, la religion n'y reprit
ses droits qu'après un long temps d'interruption. Enfin,
on a débarrassé l'église de ses décombres, et il ne
reste plus debout que le chœur et les trois absides qui
terminaient les trois nefs, longues et étroites. Les
chapiteaux sont presque tous à longs feuillages palmés.
Le portail de l'église devait être d'une grande richesse; les sculptures qui en restent font vivement
regretter ce qui est perdu. Les gens du pays montrent
avec orgueil deux colonnes monolithes qui sont dans
le chœur; elles soutiennent les retombées des voûtes.
Au-dessus de l'autel, sur la voûte de l'abside principale, est peint un écusson qui porte trois têtes de
bélier d'or et d'argent sur champ de sable. Une pierre
tumulaire est consacrée à la mémoire de Pierre Des-

prés, seigneur de Beauregard, commandant la noblesse du Nivernais, mort en 1604.

En face de l'église, sur la droite du chemin rapide que nous avons descendu, s'ouvre, à travers des chênes séculaires, une allée sombre et majestueuse, percée comme les avenues des anciennes forêts royales.

Elle conduit à un domaine, *le Battoir*, sorte de château qui fut, à coup sûr, la demeure seigneuriale de quelque châtelain, et dont le propriétaire actuel, M. Barrot, offre l'hospitalité avec une bienveillance dont, pour mon compte, je lui marque ici toute ma gratitude.

Des fossés, dont il reste la portion attenante à la forêt, entouraient le château et enserraient les jardins, qui présentent encore aujourd'hui quelques beaux arbres exotiques.

A partir des fossés encore existants, la forêt est percée de trois magnifiques allées dont la largeur et l'étendue rappellent celles de parcs des Versailles et de Luciennes, et dans le fond desquelles le regard se repose doucement sur la tendre verdure des prairies.

En remontant l'avenue de ce domaine, et laissant à droite la sombre allée qui conduit à Champvoux, on retrouve la route que l'on avait abandonnée pour descendre au village et que l'on peut poursuivre pour revenir à Pougues.

Si le souvenir des lieux déjà parcourus l'emportait sur le désir de la nouveauté, il faudrait, au point où nous sommes arrêtés, rebrousser chemin et reprendre la route de Chaulgnes.

Cependant nous conseillons d'aller en avant, et l'on en sera complétement récompensé par le charme et la variété des lieux qu'il faudra traverser.

Pourtant la fraîcheur des bois et les suaves parfums des prairies ne se continuent pas jusqu'à Pougues, car bientôt le chemin fleuri que nous parcourons vient aboutir, au pied du coteau de la Marche, à la route impériale qu'il nous faut suivre pour regagner le point de départ de toutes nos excursions.

CHAPITRE VII

De Pougues à la Charité.

Le Tremblay, château. — Tronsanges. — La Marche, son histoire. — La Charité : résumé historique ; le couvent ; la cathédrale ; les fortifications ; la halle ; la porte de Paris.

Pougues, avons-nous dit, est traversé dans toute sa longueur par la route impériale de Paris à Lyon, qui passe également à la Charité et à Nevers.

Par rapport à Pougues, la première de ces deux villes est au nord et la seconde au midi ; elles occupent les deux extrémités d'une ligne droite au milieu de laquelle Pougues est situé, à la distance de douze à treize kilomètres de l'une et de l'autre.

Par conséquent, pour accomplir l'excursion qui fait le sujet de ce chapitre, il faut prendre une direction opposée à celle que nous avons suivie pour aller à Nevers, et marcher parallèlement au parc des eaux minérales.

Non loin des dernières maisons du village, une avenue, appartenant à la compagnie des eaux, établit une facile et belle communication entre le parc et la route impériale, sur laquelle elle s'ouvre, sous forme de grille, par une barrière peinte en vert tendre. Les promeneurs apprécient cette issue, qui leur livre immédiatement la rase campagne, et qui leur épargne un long détour pour rentrer à l'établissement.

Dès les premiers pas sur la route de la Charité, commence, pour ne finir qu'à la Marche, une série de côtes qu'il faut tantôt descendre et tantôt monter. Cette inégalité du terrain est une cause incessante de variétés de sites, où la riche végétation des vallées compense l'aridité de quelques monticules, et s'harmonise, on ne peut mieux, avec les bois qui couronnent certains plateaux.

La route est d'ailleurs animée par des habitations qui la peuplent dans toute sa longueur, et possède, en même temps, de nombreux souvenirs historiques.

Parmi les habitations remarquables devant lesquelles l'attention du touriste ne peut passer indifférente, nous signalerons, sur la droite de la route, le château de M. le général de Lamalle, dont la construction toute moderne est un modèle de reproduction de l'architecture gothique. Rien n'y manque : aux quatre angles, les tours, dont une supporte une terrasse, sorte de vigie traditionnelle ; les tourelles aux ouvertures cintrées ; les ogives, et tout ce gracieux attirail qui rappelle un temps bien loin de nous. Les fossés seuls font défaut ; mais qu'importe ? les châteaux, aujourd'hui, n'ont plus à se défendre contre les attaques imprévues des reîtres et des routiers, et n'ont plus rien à sacrifier à des besoins de guerre. M. de Lamalle, d'ailleurs, un des agronomes les plus distingués du pays, est tout entier aux plaisirs et aux travaux de la paix.

Plus loin est Tronsanges, qui, dans le douzième siècle, était une si riche seigneurie, que Jehan Lepic, partant pour la croisade avec Philippe-Auguste, reçut des religieux de la Charité trois mille sous, treize livres et deux muids de seigle, pour consentir au fermage d'un champ du voisinage. Aujourd'hui, Tronsanges est un bourg sans importance, où les charretiers s'arrêtent un instant pour laisser respirer leurs chevaux et se rafraîchir eux-mêmes.

Voici la Marche, au point même où la route aboutit à la Loire qu'elle va côtoyer, jusqu'au but de notre excursion. Dans la langue du moyen âge, le mot *marche* signifie limite, et ce lieu marquait en effet la limite entre le pays des Édues et celui des Sénons, et plus tard, entre le diocèse d'Auxerre et celui de Nevers.

Cette position en faisait nécessairement, à cette époque, une localité très-importante ; aussi ce bourg fut-il de bonne heure entouré de fortifications.

C'est de la Marche qu'est sorti le fondateur du couvent, et par suite, de la ville de la Charité, dont nous parlerons tout à l'heure.

C'était vers l'an 1056 ; Raymond, seigneur de la Marche, donna sa sœur en mariage à Bernard de Challent, homme de race noble, qui vivait dans le bourg ; la jeune femme apporta en dot la terre où s'élève aujourd'hui l'église de la Charité, et sur laquelle le mari, poussé par l'esprit de Dieu, appela des moines de Cluny.

Ceux-ci, intelligents et industrieux, enlevèrent bientôt à la Marche tout le commerce qui l'alimentait, au grand dommage et dépit du seigneur du lieu.

Raymond courut aux armes, et fut vaincu par son beau-frère, qui avait pris la défense des religieux.

A la mort de Bernard, Raymond voulut encore chasser ses redoutables voisins ; mais l'évêque d'Auxerre, Geoffroi de Champallemaud, leur donna la tête et le bras droit de saint Jovinien, sous la protection desquels les bénédictins marchèrent contre le seigneur de la Marche. Celui-ci fut vaincu ; blessé à la tête, il fut pris de repentir et voulut mourir au milieu des moines.

Ses fils imitèrent sa sainteté, et la veuve du dernier, restée seule dame de la Marche, céda tous ses droits aux bons pères de la Charité.

La Marche a vu livrer deux batailles sous ses murs : la première, en 1157 ; le comte de Nevers y battit le comte de Sancerre ; l'autre, en 1163 ; Guillaume IV y vainquit le comte de Joigny, qu'avait inutilement secouru le seigneur de Sancerre.

La Marche, dont le château féodal occupait le sommet du plateau qui domine la Loire, n'est plus aujourd'hui qu'un bourg sans importance; de ses fortifications, il ne reste aucune trace, et son manoir seigneurial n'est qu'une ruine insignifiante. Le château moderne, construit au pied du monticule, sur les bords mêmes de la Loire, est une ravissante habitation, mais n'offre de l'intérêt ni sous le rapport historique, ni sous le rapport architectural.

De ce point jusqu'à la Charité, la route est plane, côtoie constamment la Loire sur la gauche, et est protégée sur la droite par des coteaux couverts de vignes ; elle a quatre kilomètres à peu près, et se continue dans la ville, dont elle forme une des rues principales.

Avant toute maison, et sur la droite, on aperçoit un bâtiment dont les vastes proportions, bien plutôt que l'architecture, attirent l'attention ; c'est l'asile départemental pour les aliénés ; son importance est assez considérable; la chapelle, dans le style du douzième siècle, quoique moderne, est fort belle, et les vitraux de l'abside sont remarquables.

Un peu plus loin, à gauche, et dominant le quai, est une petite promenade plantée de tilleuls.

Si, abandonnant la grande route qui devient une des rues de la ville, et dans laquelle se trouvent les principaux hôtels, on continue à suivre la cours de la Loire, on a devant soi le double pont qui unit le Nivernais et le Berry.

Du côté du Nivernais le pont est en pierre, et présente, à moitié de sa longueur, une sorte de pyramide au flanc de laquelle, selon toute probabilité, était suspendue une lanterne qui, pendant la nuit, servait de phare.

Du côté du Berry, le pont est en fils de fer ; c'est ce qu'on appelle un pont suspendu.

Une île, qui forme un des faubourgs de la Charité, relie ces deux ponts qui constituent ainsi une voie de communication parfaitement rectiligne.

Si, prenant la rue qui est comme la continuation du pont, on pénètre dans l'intérieur de la ville, on se trouve bientôt en présence d'une magnifique église dont Victor Hugo signalait l'existence, il y a bien longtemps déjà, dans son ouvrage d'*Histoire et philosophie mêlées :* « Cette église romane, dit le grand poëte, par l'immensité de son enceinte, la richesse de son architecture, peut rivaliser avec les plus célèbres de l'Europe ; mais elle est à demi ruinée. »

Depuis que ces lignes ont été écrites, le public a pris goût à l'archéologie, et la cathédrale de la Charité ne tombe plus pierre à pierre. Il est à regretter seulement que l'ensemble de l'édifice soit masqué par le voisinage de maisons basses et mal construites, et que le bâtiment n'apparaisse pas dans sa majestueuse grandeur.

Sa construction, ainsi que nous l'avons dit en parlant de la Marche, remonte à 1056, époque à laquelle

Bernard de Challent abandonna aux bénédictins de Cluny le territoire de la Charité, que sa femme lui avait apporté en dot. Grâce aux libéralités de ce premier donateur, de l'évêque d'Auxerre, Geoffroi de Champallemand, et du comte de Nevers, Guillaume II, qui supportèrent les frais immenses de la construction de l'édifice, et grâce aussi à la munificence de tous les seigneurs voisins, le nouveau prieuré se trouva bientôt en possession de biens territoriaux, de dîmes, de corvées, de serfs et de justice.

Cependant, l'édification de l'église dura cinquante ans. Commencée en 1056, elle ne fut consacrée qu'en 1106 par le pape Pascal II, venu en France à l'occasion du concile de Paris, qui devait réconcilier Philippe Ier avec la papauté. Parmi la foule de cardinaux, d'évêques et de hauts barons qui se pressaient à cette cérémonie, se cachait à côté de Guy de Châtillon, sénéchal de France et représentant le roi, un jeune clerc que sa science et son habileté firent plus tard régent de France et abbé de Saint-Denis. — Nous avons nommé Suger.

« Conçue sur un plan gigantesque, dit l'*Album nivernais*, l'église devait être magnifique, si l'on en juge par ce qui en reste d'entier : la nef transversale, le chœur et les sept hémicycles dont il est accompagné. Sa forme était celle d'une croix latine, et elle avait de l'ouest à l'est cinq nefs parallèles. Le frontispice se présentait flanqué de deux énormes tours carrées, ornées sur toutes leurs faces de sculptures relatives à l'orient et aux croisades, et sur le côté principal, d'arcadcs où figuraient des représentations pieuses, sous des archivoltes byzantines d'une prodigieuse richesse d'ornements; il ne reste plus qu'une partie de la tour du nord. Quand on avait franchi le narthex et le portail roman qui ont fait place à un porche du quinzième siècle, on pénétrait dans l'église ; la nef principale, longue, étroite et éclairée seulement par des fenêtres haut placées, communiquait avec les nefs latérales par des travées dessinées en ogive. Rien n'était religieux comme le demi-jour des bas-côtés où, selon l'usage alors adopté, n'était aucun autel. Au-dessus des ogives des travées, se développaient tour à tour des arcatures quintolobées et des galeries cintrées dont le contour était orné d'élégants feuillages à la manière byzantine. La nef transversale, qui est encore debout, étonne par l'élévation hardie des voûtes ; le chœur s'allonge et s'arrondit ensuite sous une voûte légèrement ogivée et dont les retombées portent sur des piliers ronds. Il est difficile de dire l'élégance et la richesse des sculptures variées qui ornent les chapiteaux; ils ont tous quelque chose du galbe corinthien; la plupart des signes du zodiaque brillent au-dessus des arcades cintrées du chœur.

» Tout incomplète qu'elle est, malgré les mutilations qu'elle a subies au seizième siècle et dans ces jours où le marteau démolisseur répondait à la hache homicide, l'église de la Charité est belle encore; son étendue frappe l'imagination du poëte; le philosophe s'arrête pensif, et l'antiquaire, la comparant à ce qu'il connaît de plus insigne dans ce genre, la proclame le type le plus pur de l'art chrétien aux onzième et douzième siècles. »

C'est à l'habileté du premier prieur de la charité que le couvent dont nous nous occupons acquit, en peu de temps, une grande importance : il établit en obédiences ou petits prieurés la plupart de terres données à son église, et put ainsi exercer sur les habitants une autorité et une influence salutaires. Les secours et les aumônes furent par lui organisés sur une vaste échelle, à ce point que, de toutes les contrées voisines, les pauvres gens avaient pris l'habitude de dire en leur détresse : *Allons à la charité des bons pères ;* pieuse et charmante étymologie du nom de la ville que nous visitons.

De plus, pour laisser une trace ineffaçable de son passage et favoriser le développement de la puissance du monastère qu'il venait de consacrer, le pape PascalII affranchit, autour du couvent, une grande étendue de territoire sur laquelle il était permis de librement circuler sans crainte d'aucun empêchement. Aussi ce lieu privilégié vit-il bientôt affluer des habitants et des marchands empressés de jouir de ces franchises, et qui jetèrent les fondements d'une ville dont le nom nous apparaît à chaque instant dans l'histoire de notre pays.

La nouvelle cité n'eut d'abord que des murailles ; plus tard, en 1184, le seigneur de Sancerre, le comte de Nevers et le baron de Donzy permirent aux religieux de fortifier leur ville. C'est de cette époque que datent les remparts et les tours dont on trouve encore des traces dans un jardin qui offre un intérêt de plus d'un genre, et que le propriétaire livre, avec courtoisie, à la curiosité des visiteurs [1].

Les religieux n'exerçaient pas seulement des pouvoirs spirituels; ils étaient seigneurs temporels de la Charité. En 1173, ils avaient acheté, au prix de 500 marcs d'argent, la mouvance du lieu à Guy, comte de Nevers, forcé de payer une redevance de 2,000 marcs au duc de Bourgogne; dès ce moment la justice fut rendue au nom des pères.

La Charité était donc une ville monacale; mais malgré ce caractère sacré, elle ne se mêla pas moins aux troubles de toute espèce qui agitèrent la France pendant plusieurs siècles. Point militaire sur la Loire, sa position tentait vivement tous les partis; elle a été tour à tour et selon les époques bourguignonne, française, catholique, protestante, ligueuse, frondeuse; et son importance militaire était telle que l'on trouve son nom dans presque tous les traités ou stipulations des parties belligérantes. Ses murailles primitives furent abattues par ordre du roi Jean, qui reprochait à la Charité de s'être déclarée contre lui, et ordonna qu'une

---

[1] L'entrée de ce jardin occupe le dernier numéro à gauche d'une rue étroite et rapide qui s'ouvre sur le côté droit du porche de l'église; le jardin est étagé; après avoir gravi tous ces étages, marqués par des restes bien conservés de fortifications, on arrive à une tour d'où l'on découvre un horizon immense, et de laquelle seulement on peut se rendre un compte exact et de la disposition des remparts et de l'harmonie du monastère dont les diverses parties ont reçu des destinations qui les empêchent d'être sainement appréciées.

nouvelle enceinte, dont des vestiges subsistent encore, enserrerait la ville et le couvent, l'un gardant l'autre.

En dehors de ces luttes qui intéressaient la France tout entière, les moines eux-mêmes ne furent exempts ni de discordes intestines ni de guerres avec les seigneurs voisins.

Nous n'avons point ici à raconter les unes et les autres : les premières appartiennent à l'histoire de France, et les autres à la chronique du Nivernais.

Le couvent de la Charité compte, parmi ses prieurs ou ses moines, des hommes remarquables dont les noms sont justement célèbres. Sans remonter au delà du dix-septième sièle tous les prieurs portent un nom brillant : en 1630 nous trouvons le frère du cardinal de Richelieu, sous l'administration duquel fut établie la réforme de Saint-Maur ; en 1646, Payen-Deslandes, qui joua un rôle dans la Fronde ; en 1664 et 1665, le frère et le fils de Colbert, le célèbre ministre de Louis XIV; en 1707, le prieuré passa à Constantin de la Tour-d'Auvergne, qui porte le blason des Turenne ; en 1747, au cardinal Dominique de Larochefoucauld ; enfin en 1757, au cardinal de Bernis, sous-diacre de Viviers, comte de Lyon, commendataire de Saint-Médard de Soissons, archevêque d'Albi, et tour à tour ambassadeur du roi de France et son ministre des affaires étrangères ; mais beaucoup plus connu aujourd'hui par ses poésies légères que par ses titres officiels.

La révolution surprit les bénédictins de la Charité

dans tout l'éclat de leur puissance; le décret du 13 février 1790, en supprimant, en France, les ordres religieux et les vœux monastiques, brisa l'existence d'une institution redoutable tout à la fois par l'immensité de ses richesses et par une longue durée de domination.

De tant de souvenirs du passé, il ne reste que l'église dont nous avons parlé qui, primitivement consacrée à la sainte Vierge, est dite aujourd'hui *église Sainte-Croix,* du nom de la seule tour qui subsiste encore.

Dans la rue Sainte-Anne, une maison offre une tourelle du quinzième siècle et une baie du treizième; une autre, dans le voisinage de l'église Saint-Père, est une construction très-complète du quinzième siècle.

Nous devons à peine mentionner la halle qui date du seizième siècle, et la porte de Paris que fit élever le cardinal de Bernis, dernier prieur du couvent.

Avant la révolution, la Charité possédait une importante fabrique de coutellerie; aujourd'hui elle n'a que l'industrie agricole et tient, tous les samedis, un important marché, consacré aux produits de ses pâturages et de ses vignobles.

CHAPITRE VIII.

De Pougues à Germigny.

Soulangy. — Germigny : l'église ; l'auteur de la *Gaule poétique*. — Montalin. — Clamours. — Montgibou.

Sur la droite de la route impériale qui traverse Pougues et qui se dirige du côté de Nevers, devant l'hôtel des bains, est le chemin qui conduit à la station de la voie ferrée et qui, après avoir coupé celle-ci à angle droit, devient le chemin de l'excursion dont nous avons à nous occuper ici.

Pendant quelque temps la route se poursuit au milieu d'une riche et luxuriante végétation où des champs

de blés et des pâturages se succèdent tour à tour, en-
tremêlés de quelques bouquets de bois.

Bientôt se présente une côte assez rapide qui, selon
les habitudes du moyen âge, devait donner à ce lieu
une certaine importance; anciennement, en effet, il
existait là un château fortifié dont le seigneur prenait
le titre de vicomte; c'est Soulangy qui ne garde plus
le moindre souvenir de l'époque féodale et dont le
château a été remplacé par un moulin à farine.

Germigny n'est qu'à une faible distance de Soulangy; sa position sur la Loire, entre Nevers et la Charité, donnait à ce bourg une valeur qui, pendant les
guerres de religion, lui fut fatale.

Primitivement Germigny appartenait presque en entier au chapitre cathédral de Nevers; dès le douzième
siècle il avait une grande partie de la justice du lieu;
en 1260, Sadon de Patinges lui abandonna ce que sa
famille en avait conservé et, dès ce moment, Germigny
est seul en possession de la justice haute, moyenne et
basse; ses droits s'étendaient au delà de la Loire et
confinaient avec la justice du seigneur de Besses.

L'église de Germigny, dont la paroissiale date du onzième siècle, a été construite en 1540. Pendant les
guerres de religion, ainsi que nous l'avons dit tantôt,
elle a été à diverses fois pillée, mutilée et enfin ruinée
de fond en comble. Rétablie à la paix, elle a perdu les
ogives flamboyantes et l'ornementation de la Renaissance. Des fouilles, faites dans une maison voisine, ont
amené la découverte de plusieurs boulets du calibre de
quatre. On a trouvé aussi deux candélabre de cuivre

à pieds mobiles. Il y a quelques années, l'église de Germigny possédait un beau tabernacle du commencement du dix-septième siècle ; il était orné de colonnes torses autour desquelles tournait avec grâce un lierre en plomb doré ; au-dessus de l'entablement figuraient d'élégantes statuettes, hautes environ de trois décimètres.

Toutes ces richesses artistiques ont aujourd'hui disparu, et l'église de Germigny n'offre plus au visiteur que la simplicité d'une église de campagne.

Germigny garde le souvenir d'un homme chez qui la passion politique s'alliait au culte le plus désintéressé de la poésie ; Marchangy, fils d'un vigneron de la Nièvre, après avoir, dans *la Gaule poétique*, envisagé l'histoire de notre pays dans ses rapports avec la poésie, l'éloquence et les arts, entra, en 1815, dans la magistrature et parvint, en peu de temps, au siége d'avocat général à la Cour de cassation. Soit qu'il eût besoin de faire oublier son ancienne admiration pour Napoléon, soit qu'il fût entraîné par l'ardeur des passions politiques alors déchaînées, il apportait dans ses réquisitoires une tenace animosité qui l'ont rendu célèbre ; il fit condamner plusieurs fois Béranger à la prison, et il demanda et obtint la tête des quatre sergents de la Rochelle.

C'est à Germigny qu'il venait se reposer de ces drames sanglants et qu'il se faisait des entr'actes pendant lesquels il composait des poëmes tout imprégnés de doux sentiments, qu'il poursuivait ses études historiques de *la Gaule poétique* dans un ouvrage qui

en est en quelque sorte le complément, et qu'il publia,
en 1826, quelque temps avant sa mort, sous le nom
de *Tristan le voyageur ou la France au quatorzième
siècle*.

Autour de Germigny sont trois monticules qui peuvent et doivent tenter la curiosité du touriste :

Montalin, le plus élevé, montre encore un château
qui, avant 1789, appartenait à la famille des Brisson,
légistes de père en fils, dont un, le fameux président
Brisson, fut pendu par les Seize pendant la ligue, et
dont un autre fut président au parlement de Paris.

Clamours ou Clameurs, le second des monticules qui
dominent Germigny, est presque aussi élevé que Montalin. Il doit son nom à un poste militaire romain qui
surveillait le fleuve et qui avertissait les environs par
ses clameurs. On y trouve des médailles et des ossuaires.

Enfin, sur la hauteur de Montgibœuf ou Montgibou,
que l'on traduirait assez volontiers par *mons Jovis boni*,
on a rencontré des médailles romaines, des armes de
fer brisées et un cadavre.

Du haut de ces trois monticules la vue s'étend au
delà de la Loire et se perd dans les plaines du Berry,
coupées çà et là de forêts épaisses.

CHAPITRE IX

De Pougues à Fourchambault.

Claire-Fontaine. — Garchizy : l'Eglise ; un musée de pipes. —
Fourchambault : les forges.

Vers le milieu du village de Pougues, sur la droite
de la route impériale qui mène à Nevers, et presque
en face du chemin qui nous a conduit à Guérigny,
est la route de Fourchambault qui d'abord côtoie le
derrière de l'église, et qui ensuite longe le parc du
château dont les grands arbres projettent sur elle leur
ombre.

Jusqu'au but de notre excursion, la campagne offre

une végétation excessivement variée et exubérante.
A gauche, sur la montagne de Pougues, qui se prolonge à l'ouest pour former la vallée de Fourchambault, est une série de coteaux couverts de vignobles, au pied desquels, sur la droite de la route, s'étendent des prairies verdoyantes, animées par des troupeaux et peuplées par des fermes. Quelques châteaux modernes, habitations de plaisance de la riche bourgeoisie de Nevers, se rencontrent aussi çà et là. Il faut citer parmi eux le château de Claire-Fontaine, dont une partie du parc est seule visible de la route, mais où l'on est assuré de toujours recevoir un accueil courtois et empressé de la charmante famille Breton, qui en est aujourd'hui propriétaire.

Non loin de là est Garchizy, dont les maisons disséminées forment une commune assez importante. Du point de la route que domine l'église dont nous allons parler, part un chemin carrossable qui, se dirigeant à droite, aboutit directement à la Loire; c'est le point du fleuve le plus rapproché de Pougues.

Le village où nous nous trouvons possède, sur le territoire de la commune, une tour à moitié ruinée et quelques pans de fortifications féodales, seuls restes de l'ancien château de Parzy, qui appartenait aux évêques de Nevers; mais il offre à l'archéologue une église byzantine assez remarquable, et qui date du douzième siècle.

Elle n'a qu'une seule nef, mais les deux bras du transsept sont légèrement dessinés; des colonnes engagées soutiennent la coupole de l'arc triomphal; les chapitaux se composent des raides feuillages de l'époque romane; le chœur, entièrement reconstruit, a perdu la forme demi-circulaire; l'élévation de l'autel au-dessus du dallage de la nef indique l'existence d'une crypte qui est aujourd'hui fermée. A l'entrée de l'église est un bénitier en fonte qui porte la date de 1531.

Le portail et la cloche sont plus dignes d'attention.

Le portail s'élève sur une esplanade d'où l'on domine la Loire. On y monte par plusieurs marches disposées de manière à cacher les bases des colonnes qui soutiennent les quatre archivoltes. Les chapiteaux portent des sculptures curieuses : D'abord, c'est un homme qui fait cuire quatre poissons sur des charbons ardents; sur le chapiteau suivant, deux hommes s'embrassent et se donnent le baiser de paix; puis on voit Jésus assis et bénissant le monde; plus loin, un homme gît malade sur son lit, et l'ange de la bonne mort vient le reconforter en lui montrant le ciel; ici, saint Martin à cheval présente son manteau à un pauvre; là, un groupe d'individus, vêtus de soie et se tenant par la main, figurent la charité qui doit unir les chrétiens

Le clocher s'élève sur le chœur. Il se compose de deux ordres d'architecture superposés, surmontés l'un et l'autre par une frise à festons renversés. L'ordre inférieur est percé de trois arcades quintolobées sur chaque face, et la partie supérieure offre des fenêtres romanes, dont la triple archivolte arrondie porte sur des colonnes engagées, alternativement torses ou fuselées. Cette tour remarquable était anciennement terminée par une flèche de pierre qui avait plus de soixante pieds de haut, et qui, en 1750, fut renversée par la foudre. Le feu se mit aux charpentes et fondit les trois cloches qui pesaient trois mille six cent livres. Celle qui existe aujourd'hui porte l'inscription suivante : *L'an* 1753, *parin monseigneur Jean-Antoine Tinseau, conseiller du roi en ses conseils, comte de Prémery, évêque de Nevers; me maraine très-haute et très-puissante dame Hélène-Angélique-Françoise Phelipeaux de Pontchartrain, duchesse de Nivernois, épouse de très-haut et très-puissant seigneur, monseigneur Louis-Jules-Barbon Mazarini-Mancini ,duc de Nivernois, commandant des ordres du roi. — Maistre Jean-Pierre Mesangy, curé de Garchisy. — Louis Coturinot, Jacque Rousset, Jacque Denie, Jean Milys, Sindics. — J.-B. Baudouin, fondeur.*

En continuant la route que nous suivons, et avant de quitter la commune de Garchizy, on arrive à une espèce de rond-point que protége une grande croix de bois, à la manière italienne. La réunion de quelque. maisons forme là un hameau; parmi ces maisons, il en est une, en face de la route, aux murs roses et aux volets verts, qu'un petit jardin précède. Frappez à cette porte hospitalière et demandez au propriétaire, capitaine en retraite, à vous faire visiter l'étrange musée dont, depuis plus de vingt ans, il réunit les matériaux.

C'est un musée de pipes.

Tout ce que l'imagination a pu rêver de sérieux et de grotesque, de chaste et d'érotique en fait d'instruments de fumerie, se trouve là ; on y voit aussi des pipes historiques, des pipes qui ont été embouchées par des lèvres de rois, de princes, de grands capitaines, pendant l'ennui d'un bivouac ou après les enivrements d'une victoire. S'il fallait s'en rapporter au catalogue de ce musée, le tabac serait peu en honneur auprès des savants, des artistes et des littérateurs ; mais pour nous qui connaissons les mœurs de ce monde intelligent, nous pensons que le propriétaire, un peu trop exclusif dans ses prédilections, s'imagine que l'histoire n'a pas d'autres héros que le soldat, et que ses fastes, ne se peuvent écrire qu'avec la pointe d'une épée. Cette erreur est assurément pardonnable à un capitaine en retraite, mais elle est essentiellement préjudiciable à un musée de pipes.

En tournant le carrefour où nous venons de nous arrêter un instant, nous apercevons, au bout de la plaine qui s'ouvre devant nous, une fumée noire et épaisse dont l'abondance indique Fourchambault.

Fief de l'évêché au moyen âge, ce lieu tire son nom d'un four établi à une époque reculée, par un seigneur nommé Archambault. Avant 1789, sur l'emplacement où existe aujourd'hui la première usine métallurgique de France, il n'y avait qu'un moulin ; ce ne fut qu'en 1821, que les forges furent construites par MM. Boignes, sous la direction d'un ancien élève de l'École polytechnique, M. George Dufaud. Dix hauts fourneaux apportent à l'établissement les fontes qui lui sont nécessaires ; et l'on estime à quarante millions de kilogrammes le minerai qu'il met en valeur par lui-même ou par ses annexes. Une fonderie a été depuis long-temps ajoutée à la forge de Fourchambault, ce qui lui a permis de livrer des produits d'une grande perfection, parmi lesquels il faut citer les belles serres du Jardin des Plantes à Paris, les arcs en fonte du pont du Carroussel de la même ville, une grande partie des bronzes de la colonne de Juillet, la charpente de la cathédrale de Chartres, et les immenses arches du pont de Cubzac, sur la Dordogne. Aujourd'hui, elle fait des rails, des coussinets, des roues pour les locomotives et les wagons, et des fils pour le télégraphe électrique.

L'usine de Fourchambault qui emploie un nombre considérable d'ouvriers, travaille nuit et jour ; sur le sol, couvert de dalles en fonte, le fer rouge s'allonge en barres, s'applatit en feuilles, s'aiguise en clous, se tord en cercles et serpente en fils ; une puissante machine à vapeur fait marcher tous les laminoirs et entretient l'activité partout; c'est un bruit terrible qui ne cesse pas ; au milieu de l'usine, un peuple d'ouvriers pétrit le fer qui sort embrasé de la fournaise.

Les forges de Fourchambault appartiennent à une compagnie, dont le siége social est à Paris, mais sont gérées sur place par un directeur, dont la science en métallurgie doit être au moins à la hauteur d'un grand talent administratif. Sous ce rapport, le directeur actuel, M. Benoit d'Azy, dont le nom appartient à l'histoire industrielle de notre pays, répond à toutes les exigences de cette charge importante, et y joint une aménité que nos buveurs sont heureux de rencontrer; car on ne peut visiter l'usine, que sur la permission du directeur ou d'un haut fonctionnaire de l'établissement.

Fourchambault possède, dans un rayon plus ou moins étendu, plusieurs forges qui dépendent de lui : nous citerons Torteron, au delà de la Loire, pour les moulages de première fusion; Imphy, en amont de Nevers, sur la Loire, pour la fabrication, sur une grande échelle, de la tôle et du fer-blanc; enfin l'usine de la Pique, à Nevers même, pour les fontes brutes et moulées, la grosse ferronerie et les instruments d'agriculture.

Grâce à son origine récente, la commune de Fourchambault n'offre aucun monument du passé. Sa population s'accroît tous les jours, et dépasse actuellement le chiffre de cinq mille habitants. Le territoire qu'elle occupe est partagé en deux parties, et forme comme deux hameaux distincts que sépare un petit monticule; dans la première partie, dans celle que l'on traverse d'abord en venant de Pougues, sont les forges qui s'étendent à l'ouest, jusque sur les bords de la Loire; dans la seconde partie, où semblent se fixer les marchands et les bourgeois qui ne vivent pas directement du travail de l'usine, s'élève l'église, édifice assez gracieux, due à la généreuse piété de la mère d'un ancien député de la Nièvre, M. Louis Boignes.

CHAPITRE X

De Pougues à Marzy.

Garchizy. — Fourchambault. — Marzy : son église. — Conflans.
— Le Bec d'Allier.

Il nous faut retourner à Fourchambault; mais sans
nous arrêter, cette fois, à visiter ses forges, nous gra-
virons tout de suite le monticule qui sépare les deux
parties de la commune, et nous prendrons, sur notre
gauche, un charmant chemin vicinal qui nous conduira
jusqu'au but de notre excursion, à travers la campagne
la plus fertile et les sites les plus gracieux.

Marzy paraît être d'origine romaine, et les historiens

du Nivernais mettent volontiers cette ville sous l'invocation du dieu Mars. La découverte d'un tombeau romain et des traces de constructions anciennes semblent confirmer cette opinion, contre laquelle nous n'avons aucun motif de nous inscrire en faux.

Dans le moyen âge, Marzy appartenait au chapitre de Nevers ; l'église actuelle est romane et mérite de fixer l'attention ; seulement, comme il s'agit exclusivement ici d'archéologie et que nous déclinons toute compétence en semblable matière, nous demandons la permission d'emprunter la description entière de l'église de Marzy à l'*Album nivernais*, qui nous paraît, d'ailleurs, s'être consciencieusement acquitté de cette tâche.

« L'église de Marzy se compose d'une seule nef non voûtée et d'un chœur qui s'arrondit vers l'Orient. Les arcades de l'arc triomphal, dont la coupole est ovoïde, forment l'ogive de transition, et reposent sur des piliers saxons engagés dans la muraille ; les quatre angles de l'axe triomphal portent sur quatre têtes dont deux sont humaines ; l'arcade de droite et celle de gauche sont percées d'une fenêtre tellement étroite, qu'on dirait une meurtrière cintrée. Dans le chœur, nous avons remarqué un taureau ailé qui sert de console.

» C'est du dehors qu'il faut examiner l'église. Le clocher, carrément disposé, présente à l'œil quelque chose de massif, de lourd, d'écrasé : il lui manque son aiguille, tombée on ne sait à quelle époque, et par suite de quel accident. Deux ordres d'architecture le divisent en trois étages ; le premier, entièrement nu, se termine par un entablement qui porte, sur chaque face, trois piliers saxons ; c'est le deuxième étage. Là, de chaque côté du pilier central, s'ouvrent et s'arrondissent, sous un large cintre, deux fenêtres géminées, dont les archivoltes étoilées s'appuyent à leur retombée sur des colonnes généralement droites et uniformes. Le troisième étage ressemblerait en tout au second, si les colonnes ne se rapprochaient pas du centre et portaient sur les colonnes inférieures. Cette irrégularité choque d'autant plus que rien ne la justifie dans la disposition de l'édifice.

» L'abside est peut-être plus curieuse encore. Elle est arrondie et se trouve partagée en trois compartiments par deux belles colonnes saxonnes qui s'engagent dans le mur et s'élèvent jusqu'au toit. Chacun de ces compartiments est percé d'une fenêtre cintrée, s'ouvrant entre deux frises qui longent l'une le cintre du haut, l'autre la ligne droite du bas. L'extrémité du toit repose sur une série de médaillons variés et bizarres, représentant des têtes de porc, de loup, de taureau, de bouc, une roue, un hibou et le buste d'une femme. Symboles moraux et astronomiques, quelques-uns sentent furieusement le paganisme : la roue rappelle le principal attribut de la fortune ; le hibou, la sagesse de Minerve ; le porc, les dieux lares ; le loup, la puissance romaine ; le capricorne et le taureau sont des constellations. Il nous paraît difficile de ne pas reconnaître dans la femme le signe de la Vierge. Sa tête est couverte d'un capuchon, orné à son sommet d'un rang de perles ; le vêtement qui couvre le cou semble tenir au capuchon et est orné de même.

» Voilà l'édifice du douzième siècle. Sur le côté septentrional de la nef, est une chapelle qui présente, dans sa voûte ramifiée et sa fenêtre flamboyante, tous les caractères du seizième siècle.

» Au-devant de l'ancienne porte occidentale de l'église, on a construit une espèce de porche fermé qu'il faut visiter : il renferme, à gauche, une riche boiserie du milieu du seizième siècle, et à droite, l'énorme statue de saint Christophe, que l'on voyait autrefois dans la cathédrale de Nevers. Emportée à Marzy au moment de la spoliation des églises, elle aurait péri sous les attaques des enfants du village, sans la crainte superstitieuse qu'ils ont toujours eue que le saint ne levât son bâton sur eux. »

Si l'examen de l'église que nous venons de décrire n'a pas absorbé tout le temps disponible, le visiteur pourra monter jusqu'à Conflans, haut promontoire en face de l'Allier et de la Loire, et qui domine les ponts jetés sur les deux fleuves ; ou bien, il pourra aller jusqu'à l'embouchure de l'Allier qui se jette dans la Loire par un angle appelé Bec. C'est avec le bec d'Ambescq, le seule confluent de cette sorte en France.

FIN

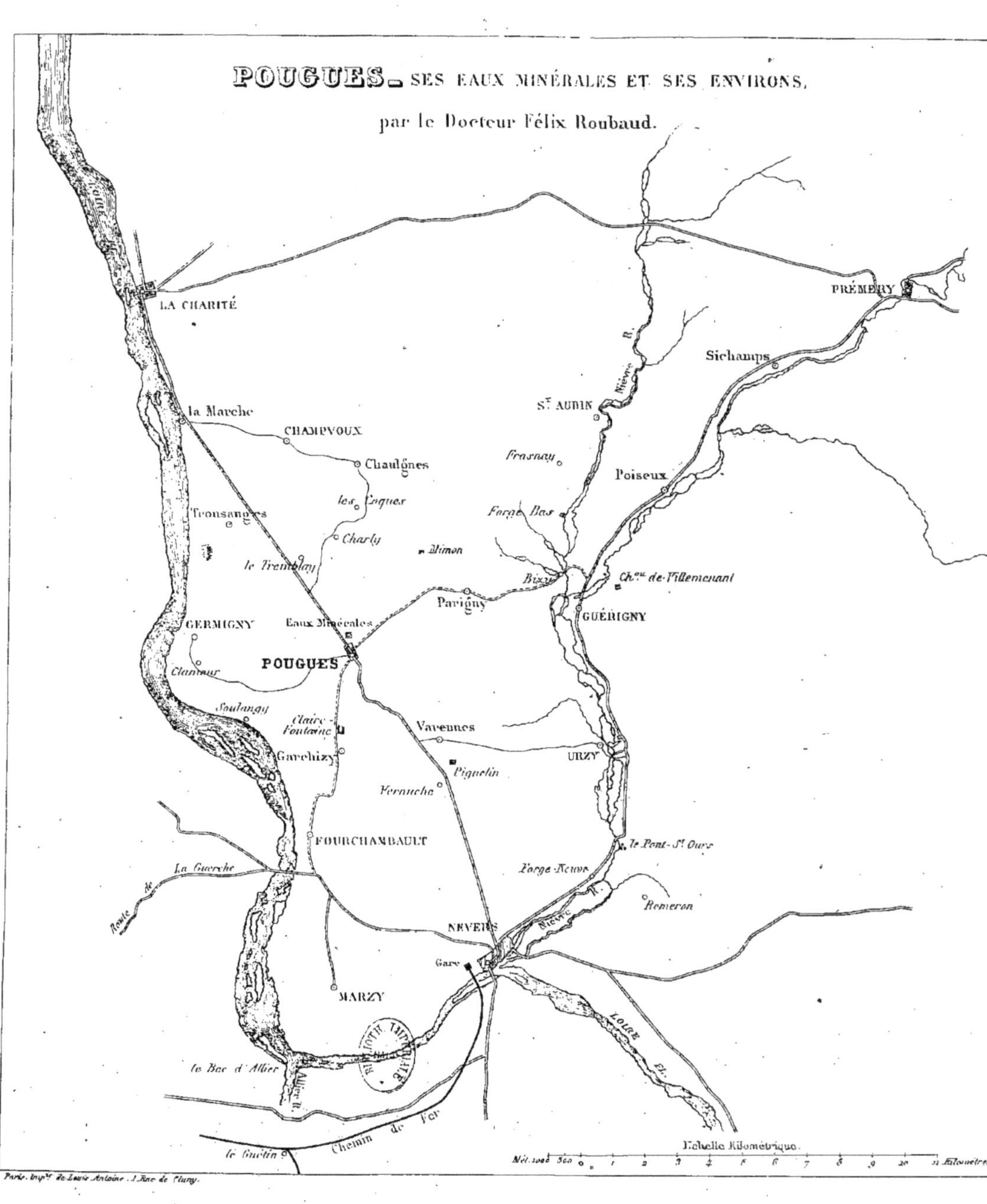

POUGUES — SES EAUX MINÉRALES ET SES ENVIRONS,
par le Docteur Félix Roubaud.
LA CHARITÉ
PRÉMERY
Sichamps
la Marche
CHAMPVOUX
St AUDIN
Nièvre R.
Chaulgnes
Frasnay
Poiseux
les Coques
Tronsangers
Forge Bas
Charly
le Tremblay
Alimon
Bizy
Chau de Villemenant
Parigny
GUÉRIGNY
GERMIGNY
Eaux Minérales
POUGUES
Clameur
Soulangy
Claire-Fontaine
Varennes
Garchizy
URZY
Piquelin
Vernuche
le Pont-St Ours
FOURCHAMBAULT
Forge-Neuve
La Guerche
Remeron
Route de
NEVERS
Nièvre
Gare
LOIRE
MARZY
Fl.
le Bac d'Allier
Allier R.
le Guétin
Chemin de Fer
Échelle Kilométrique.
Mèt. 1000 500 0 1 2 3 4 5 6 7 8 9 10 11 Kilomètre.
Paris. Impr. de Louis Antoine. 3 Rue de Cluny.

TABLE

PREMIÈRE PARTIE

Pougues. — Ses Eaux minérales.

DEUXIÈME PARTIE

Pougues. — Ses environs.

Pages.

CHAPITRE V

De Pougues a Prémery. — Poiseux. — Sichamp. — Pré-
méry : ses fortifications, sa collégiale et Saint-Appleine ; le
château seigneurial.

CHAPITRE VI

De Pougues a Champvoux. — Mimont. — Les Cocques; un
ossuaire gaulois. — Chaulgnes. — Charly. — Champvoux.

CHAPITRE VII

De Pougues a la Charité. — Le Tremblay, château. —
Tronsange. — La Marche, son histoire. — La Charité : résumé
historique, le couvent, la cathédrale, les fortifications, la
halle, la porte de Paris.

CHAPITRE VIII

De Pougues a Germigny. — Soulangy. — Germigny ; l'é-
glise; l'auteur de *la Gaule poétique.* — Montalin. — Clamour.
— Montgibou.

CHAPITRE IX

De Pougues a Fourchambault. — Claire-Fontaine. —
Garchizy; l'église; un musée de pipes. — Fourchambault:
les forges.

CHAPITRE X

De Pougues a Marzy. — Garchizy. — Fourchambault. —
Marzy, son église. — Conflans. — Le bec d'Allier.

PARIS. — IMPRIMERIE DE LA LIBRAIRIE NOUVELLE
A. Bourdilliat, 15, rue Breda.

www.ingramcontent.com/pod-product-compliance
Lightning Source LLC
Chambersburg PA
CBHWC51236050726
47594CB00001B/190